すべての歯科医師のための
臨床解剖学に基づいた
Comprehensive Dental Surgery
Clinical oriented anatomy: A comprehensive text for dental surgery

口腔全科医生手术精粹

主　编　［日］岩永　讓

副主编　［日］伊原木聰一郎

築山　鉄平

丸尾　勝一郎

主　译　王　磊　张　鹏　韦殿桐

世界图书出版公司

西安 北京 上海 广州

图书在版编目（CIP）数据

口腔全科医生手术精粹 /（日）岩永 讓主编；王磊，张鹏，韦殿桐主译.
-- 西安：世界图书出版西安有限公司，2022.7
书名原文：Comprehensive Dental Surgery（Clinical oriented anatomy: A comprehensive text for dental surgery）
ISBN 978-7-5192-6862-6

Ⅰ.①口… Ⅱ.①岩…②王…③张…④韦… Ⅲ.①口腔外科手术
Ⅳ.① R782.05

中国版本图书馆 CIP 数据核字（2022）第 092755 号

Clinical Oriented Anatomy: A Comprehensive Text for Dental Surgery
Edited by IWANAGA, Joe et al.
Copyright © 2017 Ishiyaku Publishers, Inc. Tokyo, Japan.
All rights reserved.
First original Japanese edition published by Ishiyaku Publishers, Inc. Tokyo, Japan.
Chinese (in simplified character only) translation rights arranged with Ishiyaku Publishers, Inc. Tokyo, Japan.
through CREEK & RIVER Co., Ltd. and CREEK & RIVER SHANGHAI Co., Ltd.

书　　名	**口腔全科医生手术精粹**
	KOUQIANG QUANKE YISHENG SHOUSHU JINGCUI
主　　编	［日］岩永 讓
主　　译	王　磊　张　鹏　韦殿桐
责任编辑	马元怡　何志斌
装帧设计	新纪元文化传播
出版发行	世界图书出版西安有限公司
地　　址	西安市锦业路 1 号都市之门 C 座
邮　　编	710065
电　　话	029-87214941　029-87233647（市场营销部）
	029-87234767（总编室）
网　　址	http://www.wpcxa.com
邮　　箱	xast@wpcxa.com
经　　销	新华书店
印　　刷	陕西金和印务有限公司
开　　本	889mm×1194mm　　1/16
印　　张	9.5
字　　数	240 千字
版次印次	2022 年 7 月第 1 版　2022 年 7 月第 1 次印刷
版权登记	25-2022-072
国际书号	ISBN 978-7-5192-6862-6
定　　价	120.00 元

医学投稿　xastyx@163.com ‖ 029-87279745　029-87279675
☆如有印装错误，请寄回本公司更换☆

主译简介 Main Translators

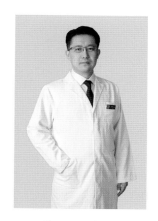

王磊　口腔全科医生，中国民主建国会会员。2000 年毕业于西安交通大学口腔医学专业，现就职于北京大学口腔医院第二门诊部综合科。从事口腔全科临床诊疗工作 22 年。西安交通大学口腔行业校友会秘书长，中国整形美容协会牙颌颜面医疗美容分会青年理事。民建北京市西城区委卫生委员会副主任，民建北京市西城区参政议政部副部长。英国英舒美美白认证医师，美国 3M 公司、KaVo 集团旗下 Kerr 品牌、日本 GC 公司、日本 SHOFU 公司等国际知名牙科公司特约树脂讲师，美国格理集团（GLG）行业专家顾问。曾获 3M 公司第一届树脂病例大赛优秀病例，第 14 届中国国际口腔学术研讨会—口腔临床案例报告修复专业组一等奖，第 16 届中国国际口腔学术研讨会优秀病例奖，第 17 届中国国际口腔学术研讨会牙体牙髓病学案例大赛二等奖，"口腔好医生·卡瓦梦想秀"中国首届口腔跨学科病例大赛三等奖，第二届"可乐丽菲露"杯全国美学修复案例大赛一等奖。

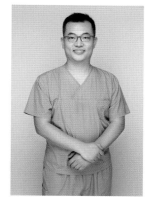

张鹏　儿童口腔全科医生，口腔正畸医生。2002 年毕业于北京大学医学部口腔医学专业，同年任职于国家儿童医学中心北京儿童医院。从事儿童口腔疾病临床诊治工作 19 年。擅长儿童牙颌颜面发育管理，儿童早期咬合诱导，各类错颌畸形诊治，儿童口腔各类门急诊手术（包括儿童牙外伤再植等），儿童口腔黏膜病诊治等。译有《Trainer 与 Myobrace 训练器及生物功能托槽的临床应用》一书。

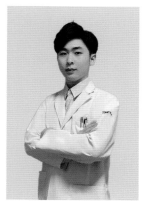

韦殿桐　东京医科齿科大学齿学博士在读，日本齿科保存学会会员，日本激光齿学会会员，合肥好牙云医疗科技有限公司总经理。主要研究方向为激光在口腔医学中的应用和现代口腔诊所管理软件开发。译有《最新的复合树脂 MI 修复》一书。

原著作者 Contributors

主　編

岩永　　譲　　久留米大学医学部　解剖学講座　肉眼・臨床解剖部門，歯科口腔医療センター，
　　　　　　　Seattle Science Foundation

副主編

伊原木聰一郎　岡山大学大学院医歯薬学総合研究科　腫瘍制御学講座　口腔顎顔面外科学分野
築山　鉄平　　つきやま歯科医院　専門医療センター，Department of Periodontology, Tufts University
　　　　　　　School of Dental Medicine
丸尾勝一郎　　神奈川歯科大学　口腔統合医療学講座

編　者

飯田　昌樹　　横浜市立大学大学院医学研究科　顎顔面口腔機能制御学
伊原木聰一郎　岡山大学大学院医歯薬学総合研究科　腫瘍制御学講座　口腔顎顔面外科学分野
岩永　　譲　　久留米大学医学部　解剖学講座　肉眼・臨床解剖部門，歯科口腔医療センター，
　　　　　　　Seattle Science Foundation
奥井　達雄　　岡山大学大学院医歯薬学総合研究科　腫瘍制御学講座　口腔顎顔面外科学分野
嘉村　康彦　　Division of Endodontics, Columbia University College of Dental Medicine
喜久田翔伍　　久留米大学医学部　歯科口腔医療センター
芝　多佳彦　　東京医科歯科大学大学院医歯学総合研究科　生体支持組織学講座　歯周病学分
　　　　　　　野，サンライズ歯科医院
白本　幸士　　ホワイトデンタルオフィス半蔵門
竹内　尚士　　医療法人尚文会　竹内歯科，鹿児島大学大学院医歯学総合研究科　先進治療科学
　　　　　　　専攻　顎顔面機能再建学講座　歯周病学分野
築山　鉄平　　つきやま歯科医院　専門医療センター，Department of Periodontology, Tufts University
　　　　　　　School of Dental Medicine
福岡　宏士　　福岡歯科医院（さつま町）
松下　祐樹　　University of Michigan School of Dentistry
丸尾勝一郎　　神奈川歯科大学　口腔統合医療学講座
吉岡　徳枝　　岡山大学大学院医歯薬学総合研究科　腫瘍制御学講座　口腔顎顔面外科学分野
渡部　功一　　久留米大学医学部　解剖学講座　肉眼・臨床解剖部門

　　对于口腔全科医生而言，不光要掌握如何诊治牙齿方面的疾病，同时还要掌握很多涉及口腔外科方面的知识，以应对临床出现的各类情况。口腔全科思维能力和临床实践经验尤显重要。

　　从临床实际工作出发，口腔解剖学和口腔临床小手术的操作对口腔全科医生的要求也越来越高。在实际工作中，很多年轻的口腔医生往往忽略了这一点，缺乏系统的口腔外科的基础学习和实践指导。2019年我去日本东京医科齿科大学游学期间，在图书馆看到此书，就被书中的内容深深吸引。本书将口腔临床常见的和外科手术相关的内容做了分类整理和归纳。书中内容深入浅出，图文并茂，知识要点清晰易懂，同时还有口腔局部解剖作为基础知识，可见作者的良苦用心。我认为此书是一本非常适合从学生到实习医生和开业牙医的工具图书。

　　我邀请我的两位好朋友，北京儿童医院的张鹏医生和东京医科齿科大学韦殿桐博士和我一起参与本书的翻译和校对工作。我们把这本从口腔解剖学视角入手的工具图书带给国内的同行们，希望大家和我们一样从本书中获益。

王　磊

北京大学口腔医院第二门诊部综合科

2022 年 5 月

口腔医学是一门历史悠久的学科。使用牙钻进行治疗的证据可以追溯到公元前 7000 年。最古老的关于口腔医学的记录之一为公元前 5000 年的苏美尔语记录的版本，记载了"牙虫"导致蛀牙的机制。"牙虫"的概念一直伴随着口腔医学的发展。在漫长的历史进程中，随着 X 线片、局部麻醉剂、牙科手机、义齿、牙刷、牙膏等的使用，口腔医学得到了长足的进步。

随着专业化程度增加，口腔医学发展出了诸多分支。仅仅在 100 多年前，G.V.Black 编写了牙体牙髓学的两本教科书。从那时起，许多优秀的口腔医学教科书陆续面世，为口腔医学的临床操作与理论知识提供了基础。这些教科书涵盖了牙周病学、修复学、牙髓病学、口腔外科和正畸学等分支学科。

在今天，全科口腔医生每天都要面对大量的复杂临床病例，如种植治疗。许多全科口腔医生都在学习种植治疗以及术后修复。针对这种复杂的口腔治疗，口腔医生需要具备口腔解剖学和口腔临床操作等广泛的知识。

这也正是岩永 让（Joe Iwanaga）博士的《口腔全科医生手术精粹》一书可以作为全科口腔医生教科书的理由。这本书旨在帮助那些希望学习先进技术的全科口腔医生。本书分为 14 个章节，为读者提供了章节要点、解剖学特征、操作步骤（如有操作必要），每个章节都有非常详尽的文献综述，为读者提供了额外的信息。

我强烈向读者推荐这本书！对于所有想要扩展临床技能的全科口腔医生来说，这是一本好书。

Neil S. Norton, Ph.D.

2015—2017 年美国临床解剖学会主席

著有 *Netter's Head and Neck Anatomy for dentistry* 一书

克瑞顿大学牙科学院副院长

口腔生物学教授

序——形象记忆的重要性　Forword

对于医学生来说，在学习过程中一定会遇到的障碍就是"解剖学"，大多数医学生都会在毕业后认识到解剖学对于临床操作的重要性。

不仅仅是学生，临床医生和口腔医生也都曾问过我如何去理解复杂的解剖学结构。作为解剖医生，我给出的答案——清晰且形象地掌握解剖学特征。

为了达到这一目标，需要通过不同的角度进行观察，通过对同一构造的多重观察，从而理解抽象的解剖结构。本书从解剖和临床两个角度讲解解剖结构，符合"清晰且形象地掌握解剖学特征"这一原则。通过学习本书，你可以发现在教科书中看不到的图像，从而清晰且形象地掌握解剖学特征。

这本书是日本及活跃在世界各地的临床解剖与口腔各科室的专家们对各自领域的知识不断地讨论和总结而成。我深信本书一定能够为读者的日常临床治疗工作提供帮助。我期待本书作为口腔临床操作中的解剖学教材向全日本的口腔医生普及。

久留米大学医学院解剖学系　人体·临床解剖学　教授

山木　宏一

2017 年 2 月

本书是日本国内活跃在临床与研究前沿的 15 名新锐口腔医生与临床医生共同编写的讲解临床解剖与手术的专业性书籍。

口腔医学日新月异的进步，再生医学概念的引入与口腔显微镜、CBCT、超声波牙科手机等器具的普及也逐渐使那些以前不可能实现的临床手术成为可能。为了追求高度精密且安全的手术操作，有大量的专业性书籍问世，其中不乏一些知名作品。虽然手术的解剖学基础与原则并没有发生变化，但是针对不断更新的科学技术、操作手法以及新兴概念，教学性的讲解和系统化知识体系构建亟待进行。本书将从事基础研究的医学研究者的知识体系与临床工作中从事最前沿技术的新锐医生们的临床经验相结合，更新了当下的口腔医学临床损伤的概念。

本书的特点为：①手术损伤病例种类丰富；②示意图清晰易懂；③讲解细致严谨便于理解。对学生、实习医生、开业医生而言，本书非常适合作为口腔临床解剖学的入门书籍。我们将会不断添加新的知识与技术，持续更新书的内容，为工作在临床一线的医生们提供新的知识。

堀之内康文

公立学校互助协会　九州中央医院口腔外科　主任

日本口腔外科学会认证会员·讲师

九州大学口腔医学院临床教授

熊本大学医学院临床教授

2017 年 2 月

我作为口腔外科医生正式进入临床解剖领域已经数年，曾阅读了大量的解剖相关论文，也通过使用CBCT或者显微镜对解剖结构进行了仔细的观察，可越是这样越感受到临床操作的困难。除口腔外科医生外，我希望所有奋斗在第一线的口腔医生们都能够系统地学习临床解剖学知识。

近年来，口腔种植科和牙周外科普遍被大家所接受，因此世界各地有各种各样的培训班。这些培训班的教材中或多或少会包含一定的解剖学的讲解，我也通过这些教材学习到了很多知识。但由于时间的限制，我对于这些教材的学习主要以学生时代课本上的知识为中心来回顾。虽然复习也很重要，但我认为对于临床医生来说，对不同术式的临床实际操作分别进行解剖学基础的学习也非常重要。因此，本书以"普及使口腔医生能够安心施术的解剖学知识"为中心目的进行了编写。

本书增加了很多从独特角度拍摄的图片和绘制的示意图，这些图像在以往成书中不曾出现，它们把那些难以理解的解剖结构尽可能简单地展现到大家面前。同时本书也对这些复杂的解剖结构所对应的临床操作进行了讲解。此外，针对与口腔相关的外科操作（口腔外科、牙周外科、种植外科、口内外科疗法、整形外科等），本书邀请了不同领域的专家对外科治疗的适应证与术式、术后管理等进行了详细解说。本书读者人群不仅包括口腔全科医生，同样也包括相关专业的学生。我相信这本书一定会成为医生在临床治疗中的助力者，也相信这本书所记载的内容是独特的。

感谢为本书写序的Neil S. Norton医生，以及我在解剖学上的恩师——山木宏一教授。同时感谢我的解剖学启蒙老师——楠川仁悟教授，以及在临床解剖学方面给予我很多建议的R. Shane Tubbs医生。最后想要对本书的执笔者和参与者、遗体捐献者及其家人们表达我的感谢，谢谢你们的付出。

岩永 讓

久留米大学医学院解剖学系　人体·临床解剖学/牙科和口腔医疗中心

西雅图科学基金会

2017年2月

目 录 contents

第1章
临床中的口腔解剖学基础

岩永 讓

Chapter 1

要 点

1. 在临床中除正常解剖学的要点之外还存在个体差异。

2. 解剖学知识对于 CBCT 的诊断是必不可少。

3. 通过从不同的角度观察相同的部位，可以加深对该构造的理解。

概 述

本章将介绍口腔医生在外科治疗中经常要处理的部位以及这些部位的解剖学构造，尤其对这些部位的正常结构与该部位的个体差异进行重点讲解。原则上，本章照片中的静脉已被去除。

下颌骨

下颌孔

下颌孔位于下颌支的内表面的正中央，是下颌管的入口。下颌孔前方的下颌小舌为蝶下颌韧带附着处，上面附有蝶下颌韧带。翼下颌间隙（位于下颌支内侧与翼内肌所形成的间隙内）（图 1-1）有下牙槽神经、动静脉通过（图 1-2），请参见第 4 章。

下颌管

下颌管自下颌孔进入下颌骨约 10mm 处，并无清晰的致密骨壁结构，而是包含神经血管并与牙槽骨走向一致的多孔性结构（图 1-3）[1-2]。下牙槽神经血管束走行于下颌管内，为下颌骨的所有牙齿提供血供和神经，并分成两条分支，其中一条自下颌前磨牙处的颏孔穿出，另外一条分支则延伸至前牙部分。下颌管内容物的构成中神经占大半，静脉动脉相对占比较小（图 1-4）[3]。

下颌管颊舌侧的分布也有特点，它在第三磨牙处略向舌侧偏移，在第一磨牙附近的下颌管走行最靠近舌侧壁，但在走行至颏孔之前则突然偏向颊侧（图 1-5）。曾有研究发现下颌管分别存在双下颌管和三下颌管的案例[4]（ bifid mandibular canal，BMC；tifid mandibular canal，TMC）。有的文章并没有清楚地将下颌管与磨牙管（retromolar canels，RMC）进行区

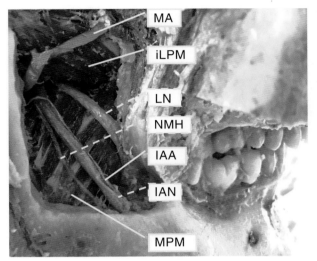

图 1-1 翼下颌间隙。去除右侧下颌升支外侧面后观察内部。IAA：下牙槽动脉，IAN：下牙槽神经，iLPM：翼外肌下头，LN：舌神经，MA：上颌动脉，NMH：下颌舌骨肌神经，MPM：翼内肌

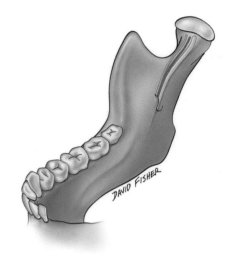

图 1-2 下颌孔

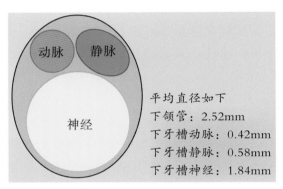

平均直径如下
下颌管：2.52mm
下牙槽动脉：0.42mm
下牙槽静脉：0.58mm
下牙槽神经：1.84mm

图 1-4 下颌管内的构成

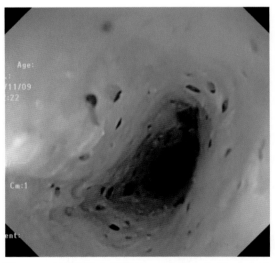

图 1-3 下颌管内部构造。通过内视镜对干燥后的下颌骨进行观察，可观察到多孔样结构

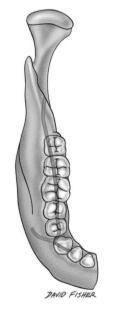

图 1-5 下颌管的走行。基本靠近舌侧方走行

分（请参阅第 5 章），所以很有可能将下颌管与磨牙管相混淆。Naitoh 等研究者们将双下颌管（BMC）分为四类，而磨牙管则被视为四类双下颌管的一项亚分类[5]。在临床中如果在 CBCT 诊断中确认为双下颌管情况下，应当遵循"尽可能地避免损伤下颌管"的原则进行处理。另外，虽然非常的罕见，但是根据报告[6]，临床中出现过下颌管外侧皮质骨撕裂的状况[6]。

颏　孔

颏孔位于下颌第二前磨牙的下方（或稍微向左右偏移）（图 1-6）[7]。颏孔中有颏神经、动脉和静脉穿过。当在下颌前磨牙附近进行手术时颏孔是最应注意的结构。

关于颏孔的位置，CBCT 观察研究的结果与解剖研究的结果存在不同，CBCT 提示颏孔通常位于第一前磨牙和第二前磨牙之间，这可能由于解剖研究通常是在未对表层骨去除情况下进行的，正巧忽略了颏孔在前磨牙牙根远中方向上的弯曲。通常，下颌管在分离为颏管、切牙管后，颏管前端会形成前回袢（anterior loop），并且多数情况下向后上方开口。

下牙槽神经血管束的切牙支（神经和动静脉）在分叉处的下颌骨中向前延伸。随着牙齿的丧失切牙支会变得更加纤弱。而颏神经在离开颏孔后，分支成 3~4 个分支，并分别分布至下唇、口角和下颏区域（虽然非常微小但也分布在牙龈处）（图 1-7）。

因此在颏孔周围进行骨膜减张切口和牙槽黏膜深度纵向切口时应当十分注意。在剥离骨膜的过程中发现颏孔也并无大碍，因为颏神经血管束被骨膜所覆盖保护（图 1-7），这时只要慎重操作则可避免伤害到颏神经血管束。如果为了避免损伤颏孔附近神经血管而过度减小

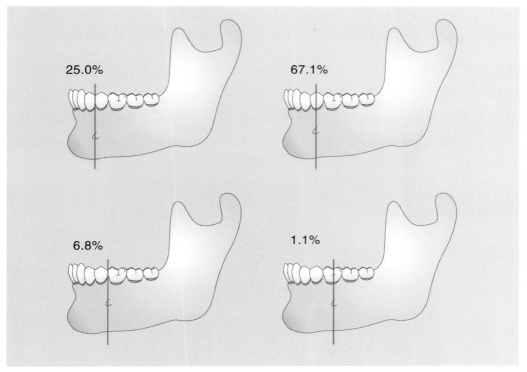

图 1-6　颏孔的位置。75% 的下颌骨中，颏孔的位置在第二前磨牙处或稍微向左右偏移（数据来源为引用文献 [7]）

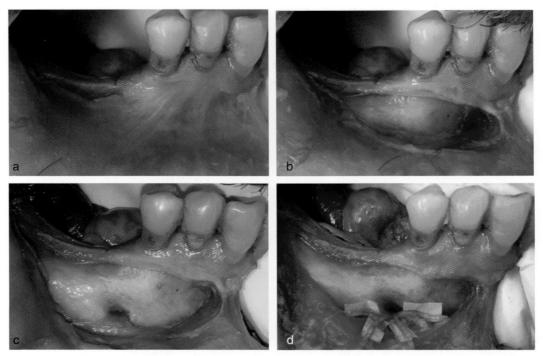

图1-7 颏神经。a.切开前。b.横向切开（全厚瓣）。c.颏孔被骨膜全覆盖。d.去除颏孔周围的骨膜可见颏神经的四条分支，其中动脉已被去除

切口的话，会使术野暴露不足，所导致的对切口的过度牵拉会造成不必要的损伤。因此为保证术野足够开阔，足够长度的切口和充分的组织剥离十分重要。很多的教材描述下牙槽神经和颏神经的粗细等同于甚至小于动脉，但实际上如前面曾提到的"下颌管内的构成"中所述：神经的粗度要远远大于动静脉的粗度（图1-8）。在临床操作过程中要注意避免伤害颏动脉。

副颏孔

副颏孔位于颏孔周围，与下颌管连接且比颏孔要小[8]（图1-9），有时副颏孔内仅包含神经或血管，有时两者都含有。2.0%~14.3%副颏孔存在于下颌骨中，其存在的部位因报告而异，

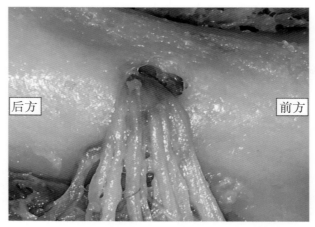

图1-8 无牙下颌的颏孔。由数个神经束组成的颏神经和唯一一条纤细的动脉（骨膜除去后）

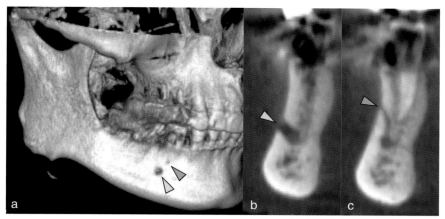

图 1-9 无颏孔与副颏孔。a.3D-CT。b、c.确认了下颌管与颏孔与副颏孔的连贯性（黄色箭头：颏孔，蓝色箭头：副颏孔）

并不是恒定的，存在于颏孔后方的报告多于前方的报告；其中也有研究发现副颏孔远离颏孔病例，且其中包含丰富的动脉。此外，有报告称仅仅使用 CBCT 的 viewer 查看器中的表面重建功能并不能观察到副颏孔。因此除了 3D 全景图像重建外，在读片的最初阶段必须在每层截面中确认副颏孔的存在[1]。

颏孔缺失

颏孔缺失仅在过往的报告中出现过，非常罕见。在一些病例报告中提到在 CT 检查和术中都未能发现颏孔的存在[9]。

舌侧孔

CBCT 和解剖学研究基本明晰了舌侧的形态学特点，其中有存在于中线上的正中舌侧孔（图 1-10）和从尖牙部跨越至磨牙区的侧方舌侧孔（图 1-11）。根据数据显示 90% 以上的下颌骨至少有一个舌侧孔及其他副孔[10]。舌下动脉、颏下动脉的分支和吻合支从这里通过，但因其吻合的方式比较复杂，所以并不能一概而论有哪些血管通过舌侧孔内[11]。由于约 13% 的下颌骨中存在直径为 1mm 以上的正中舌侧孔或侧方舌侧孔[12]，因此 CT 读片时必须谨慎。

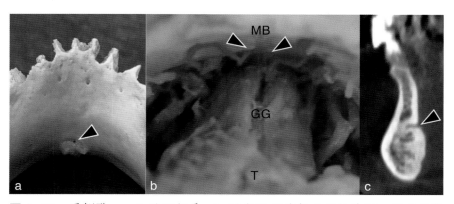

图 1-10 舌侧孔。a.干燥下颌骨。b.剥离下颌前部舌侧的骨膜，得以确认进入下颌骨正中的动脉。GG：颏舌肌，MB：下颌骨，T：舌。c.CT（正中矢状面）

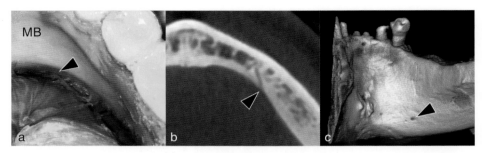

图 1-11　侧方舌侧孔。a. 剥离下颌前磨牙部舌侧的骨膜，得以确认进入下颌骨的动脉分支。b. CT（水平断面）侧方舌侧孔（箭头）。c. 3D-CT

上颌骨与腭骨

腭大孔

腭大孔形成于腭骨水平板与上颌骨的边界处，内有腭前神经（greater palatine nerve/anterior palatine nerve）及腭大动脉和静脉穿过。临床上，腭大孔位置的评估标准根据腭骨的形态（深度）的变化而产生区别（请参阅第 8 章），但当将其位置联想为腭骨水平板与上颌骨上升部的交界处，即两个骨头之间的边界时，很容易想象腭大孔的位置（图 1-12）。

一项 CBCT 的研究表明，在上颌智齿完全萌出的情况下，超过 90% 的腭大孔位于智齿冠的根尖的位置 [13]。腭大动脉（腭前神经）主干从腭大孔处出来后分成很多小的分支并向前方走行（图 1-13）。因此在临床上应该尽量避免伤到此处的神经。

切牙孔

切牙孔一般很少在临床治疗中引发重大的医疗事故，但是在拔除上颌正中多生牙或进行种植手术时，切牙孔是必须要了解的解剖结构。鼻中隔的左右两侧的鼻腭神经和蝶腭动脉向前下移动，穿过连接口腔和鼻腔的鼻腭管（也称切牙管），并到达上腭前部的切牙孔（图 1-14）。

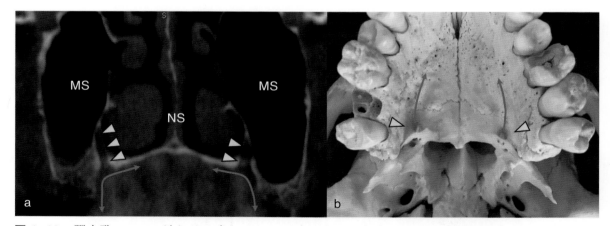

图 1-12　腭大孔。a. CT 横断面观察可见：从腭降动脉处分支出的腭大动脉向腭大管下行，并于腭大孔处穿出。腭大孔形成于腭骨水平板与上颌骨的边界处（红色箭头），腭大管由上颌骨的腭大沟和腭骨的腭大沟闭合形成。MS：上颌窦，NS：鼻中隔。b. 腭大孔位于上颌智齿根尖处（黄色箭头），神经血管束沿着腭沟向前走行（蓝色箭头）

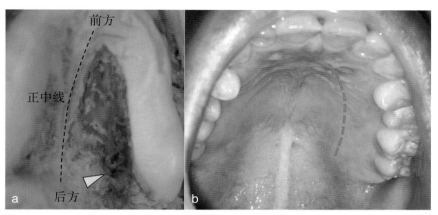

图 1-13　腭大动脉与腭大孔。a. 无牙颌上颌的腭大动脉的走行，从腭大孔（黄色箭头）的前下方出，沿着颌骨向前方走行。b. 触诊时，沿着腭骨水平板与上颌骨的边界处寻找，就算不使用 CT 进行诊断，也可以推测出其位置以及走行（红色箭头）

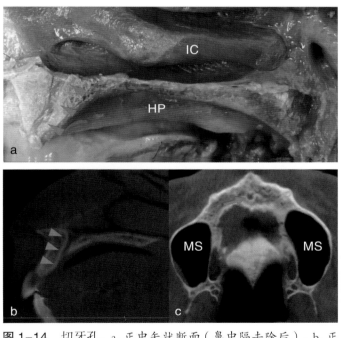

图 1-14　切牙孔。a. 正中矢状断面（鼻中隔去除后）。b. 正中矢状断面（CT）。c. 横截面。HP：硬腭，IC：下鼻甲，MS：上颌窦

上颌窦

上颌窦为面颅骨的四个鼻旁窦之一，位于上颌骨，在上颌磨牙的根部附近。磨牙的根部经常伸入上颌窦（图 1-15）。近年来，随着种植技术的快速发展，许多研究利用 CBCT 的图像分析了上颌窦及其附近的血管分布（图 1-16）。

上牙槽前动脉与上牙槽中动脉（middle superior alveolar artery）发自眶下动脉（图 1-17），上牙槽后动脉发自上颌动脉，并由它们供应上颌窦的养分，且这些动脉的分支在上颌骨内相互吻合以滋养上颌牙齿和牙龈（请参阅第 9 章）。

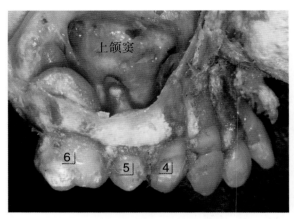

图 1-15　磨牙的根部经常伸入上颌窦（窦底的黏膜已去除）

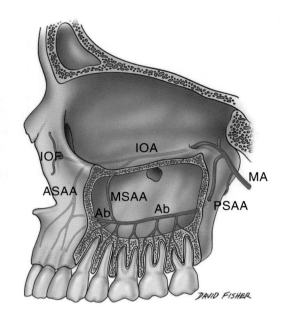

图 16　上颌窦。内部血管为上颌窦以及上颌牙齿提供血供。Ab：吻合支，ASAA：上牙槽前动脉，IOA：眶下动脉，IOF：眶下孔，MA：上颌动脉，MSAA：上牙槽中动脉，PSAA：上牙槽后动脉

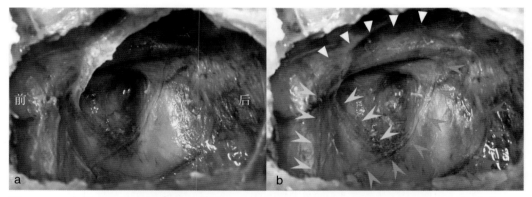

图 1-17　右侧上颌窦内部正中外侧观。a.在上方有隔离存在。b.隔离去除后。白色箭头：眶下动脉，黄色箭头：上牙槽前动脉，橙色箭头：上牙槽中动脉，红色箭头：上牙槽后动脉

　　眶下神经上牙槽后支（Posterior Superior Alveolar Branches，PSAb）通过上颌窦后壁的牙槽孔侵入牙槽管，并与上牙槽中神经和上牙槽前神经作为内环神经形成上牙槽神经丛，主要司管上颌磨牙区的知觉。作为上颌结节阻滞麻醉的靶位神经（请参阅第4章），其分支侵入骨骼，但也有一部分不进入骨骼，而直接分布在牙龈上（图1-18）。

口腔底部

舌神经和口腔底部

　　在翼下颌间隙，下牙槽神经的分支分别向前下走行并在磨牙后部的舌侧骨壁附近走行（图1-19）。由于有些分支几乎通过骨膜与骨骼接触，因此需要注意不要损坏骨膜，尤其是在后

部区域。下牙槽神经再继续向前走行，与远离骨质的舌神经穿过下颌肌，并潜入下颌下腺管下方向前走行，并分成多个分支分布在舌下腺和舌体部（图 1-20）。

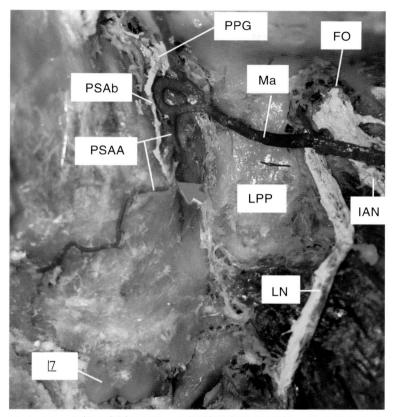

图 1-18 左侧上颌窦后壁，左侧翼腭窝和颞下窝。眶下神经上牙槽后支下行，与上牙槽后动脉在同等高度进入骨内（箭头位置）。黄色：神经，红色：动脉，FO：卵圆孔，IAN：下牙槽神经，LN：舌神经，LPP：翼突外侧板，MA：上颌动脉，PPG：翼腭神经节，PSAA：上牙槽后动脉，PSAb：眶下神经上牙槽后支

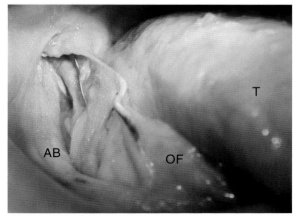

图 1-19 无牙颌下颌的舌神经。走行于右下侧下颌骨磨牙部的舌侧骨壁附近（青色箭头）。图为骨膜下全厚瓣剥离后黏膜侧的骨膜被去除后的照片。AB：牙槽嵴，OF：口腔底部，T：舌头

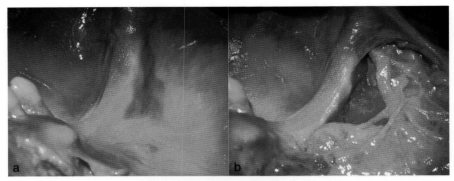

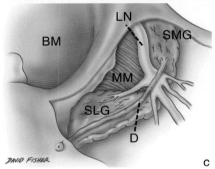

图 1-20　口腔底部。a. 右侧口腔底部。b. 去除了口底黏膜以及脂肪组织。c. 图 b 处理后的示意图。BM：颊黏膜，D：下颌下腺管，LN：舌神经，MM：下颌肌，SLG：舌下腺，SMG：下颌下腺

文　献

[1] Iwanaga J, et al. A novel method for observation of the mandibular foramen: application the better understanding of dental anatomy, 2017, in press.

[2] 野間弘車ほか. カラーグラフィックス下歯槽神経・舌神経麻酔. 2 版. 東京：医歯薬出版, 2010.

[3] Yu SK, et al. Anatomical configuration of the inferior alveolar neurovascular bundle: a histomorphometric analysis. Surg Radiol Anat, 2016, 38(2):195–201.

[4] VIllaca-Canvalho MF, et al Prevalence of bifid mandibular canals by cone beam computed tomography. Oral Maxillofac Surg, 2016, 20(3):280–204.

[5] Naitoh M, et al. Observation of bifid mandibular canal using cone beam computerized tomography. Int J Oral Maxillofac Implants, 2009, 24(1): 155–159.

[6] de Souza Tolentino E, et al Uncommon trajectory variations of the mandibular canal and of the mandibular incisive canal: case report. Surg Radiol Anat, 2013, 35(9): 857–861.

[7] 上條雍彦. 口腔解剖学. 骨学. [S.l.]：アナトーム社, 1965.

[8] Naitoh M, et al. Demonstration of the accessory mental foramen using rotational panoramic radiography Compared with cone-beam computed tomography. Clin Oral Implants Res, 2011, 22(12):1415–1419.

[9] Ulu M, et al. Unilateral absence of mental foramen with Surgical exploration in a living human subject. Case Rep Dent, 2016, 2016: 1971925.

[10] Salinas Goodier C, et al. Prevalence and location of accessory foramina in the human mandible. Oral Radiology, 2016, 32(2): 72–78.

[11] Nakajima K, et al. Composition of the blood supply in the sublingual and submandibular spaces and its relationship to the lateral lingual foramen of the mandible. Oral Surg Oral Med Oral Pathol Oral Radiol, 2014, 117(1): e32–38.

[12] Wang YM, et al. Evaluation of location and dimensions of mandibular lingual canals:a cone beam Computed tomography study. Int J Oral Maxillofac Surg, 2005, 44(9): 1197–1203.

[13] Ikuta CR, et al. Position of the greater palatine foramen: an anatomical study through cone beam Computed tomography images. Surg Radiol Anat, 2013, 35(9): 837–842.

第 2 章
外科手术原则与基本手术技巧

渡部功一

Chapter 2

要 点

1. 确定切口线时，常常需要考虑手术后创伤的变化情况及手术部位的血管走行状态。

2. 组织剥离包括钝性剥离与锐性剥离。因这两种方法各有其优缺点，故应依照目的采用合适的方法。另外，根据剥离方法的不同，使用的器械也不同。

3. 对于缝合而言，使创口断端在解剖上正确对接很重要。虽然通常情况下使用单结节缝合，但创口难以对位的情况下，有时也使用垂直褥式缝合。

切 口

切口线的设计

切开之前，需先进行切口线的设计，为此需要注意以下几点原则：

（1）瘢痕会沿长轴收缩

术后的瘢痕会沿着切口线的长轴收缩。虽然收缩程度依手术部位、伤口张力、伤口深度的不同而不同，但原则上来说伤口越长收缩程度也就越强。瘢痕不伸展、活动范围受损的情况称为挛缩。即使在安静状态下看不出有明显的挛缩存在，活动舌或口唇时有时也会产生挛缩。

此外，口唇等的游离缘附近朝向游离缘的长创口，根据术后创口的收缩状况可能会产生"中间比两端细"等游离缘的变形。像这样的情况，需要做"之"字形或"S"形切口线等来改变切口线的方向。

（2）切口线阻塞血液流动

切口线会引起血流阻塞现象。这通常并不是什么大问题，但在游离缘处切开或将组织瓣状剥离等情况下，切口线有可能导致血液循环不良或坏死。为防止这种情况发生，需要掌握局部皮瓣中轴向血液循环的相关知识。

如果皮瓣里没有明显沿皮瓣长轴走行的营养血管，那么可以将皮瓣安全翻起的最大长度不应超过皮瓣基底部宽度的 2 倍（图 2-1）。也就是说，将游离缘或组织以瓣状剥离时，来自周围的血运将被限制，可能引起组织的血液循环障碍。

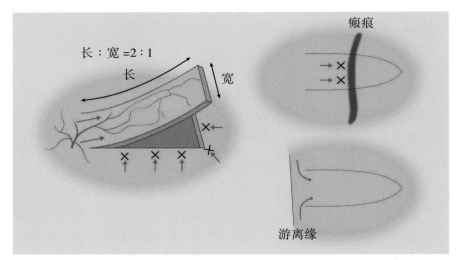

图 2-1　皮瓣的血液循环形态简图。对于瓣状翻起的组织，其来自周围的血运被阻断，只有来自皮瓣基底部的血运。这时候，皮瓣长度在不超过基底宽度 2 倍的情况下能够安全地翻起

多次手术导致创区已存在瘢痕的情况下，应考虑到瘢痕部位的血液循环已经被阻断。这种情况也同样，根据切开的部位、方向不同，有可能会出现创区血液循环不稳定的现象。

（3）切除皮肤等组织时的变形

对皮肤等组织进行切除时，应设计成宽长比为 1∶3 的纺锤形。特别是皮肤，对于长轴比上述比例还短，或创口左右侧长度不一的情况，缝合创的两端可能会出现突起（犬耳状）（图 2-2）。

此外，由于缝合后伤口沿长轴方向延长、且组织量在与长轴垂直的方向上减少，会导致局部紧绷。故而游离缘等处可能会产生变形。因此，切除范围过大时，宜考虑局部皮瓣（黏膜瓣）的使用。

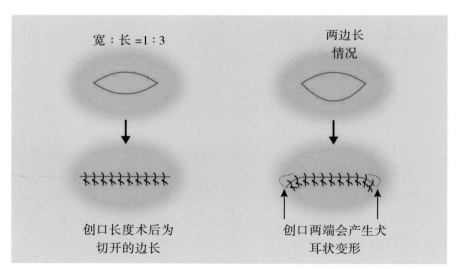

图 2-2　将组织以纺锤形切除。将组织以纺锤形切除时，应使宽长比为 1∶3。两边长度不相等或相对宽度而言长度过短的情况下，创口两端会产生犬耳状变形

手术刀的选择

手术刀的大小、形态有很多种，但基本上可以分为尖端很尖的尖刃刀（11 号等）和尖端圆的圆刃刀（15 号、20 号等）两种。

圆刃刀的刀刃形状是弯曲的，这个弯曲部越长，越适用于较长的直线形切开。因此，20 号等弯曲很大的圆刃刀主要应用于胸腹部等处的外科手术。对于颜面或口腔内等部位的小手术，15 号或 15c 号等弯曲较小的圆刃刀则较适用。这些 15 号或 15c 号等手术刀不仅适用于短的直线形切开，也可以用于 S 形等曲线切口线，故对于小的外科手术来说很有用。

11 号等尖刃刀的尖端能将组织刺穿，适合于切开排脓等小手术。有些术者也喜欢在一般的小型外科手术中应用。然而，并不推崇所有手术都用 11 号手术刀来进行。这是因为 11 号手术刀的刺穿特性，切口可能会到达预料之外的深度，在不经意间有可能使深部重要的神经血管受到损伤。因此，一般认为用 15 号或 15c 号等圆刃刀进行浅层切开，一边确认正在切的层次一边进行手术，对于防止并发症的发生是非常重要的。

此外，根据手术部位不同，在一般的手术刀使用困难的情况下，有时候也采用 12 号等特殊形状手术刀（图 2-3）。

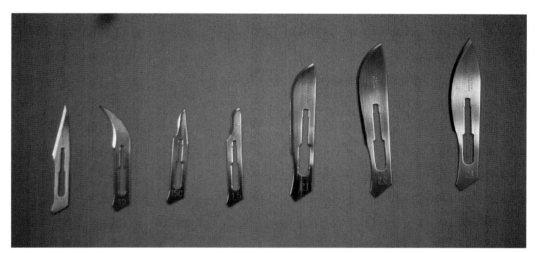

图 2-3　通常使用的手术刀。从左开始，分别是 11 号（尖刃刀）、12 号、15c 号、15 号、20 号、22 号和 24 号。小手术一般使用 11 号、15c 号和 15 号

麻　醉

笔者（整形外科领域）将 0.5% 的利多卡因与 0.5% 的利多卡因 E（含有肾上腺素的利多卡因）（肾上腺素：利多卡因为 1∶100 000）各取一半混合，即使用含量有二十万分之一倍肾上腺素的利多卡因用于麻醉。加入肾上腺素的局部麻醉药可以使血管收缩，从而防止出血，并且具有延长麻醉时间的效果。

局部麻醉是要使皮下或黏膜下的组织如出现轻微丘疹样突起，且比预计手术部位宽一圈来进行注射。注射时，需要确认刺入的针头没有刺进血管内。为此，在针刺入组织后，需要回抽，确认针筒内没有血液回流。如果出现了血液回流，应将针头拔出，更换部位后再行注射。

在开始手术之前，应在麻醉部位用注射针等轻轻针刺，确认麻醉效果后再开始手术。

最大量与副作用

0.5% 的利多卡因对于成人来说的一次使用量一般是 100mL。但是，由于利多卡因的用量会根据年龄、性别、麻醉部位等因素变化，为保证安全，实际用量应该少一些。此外，对于血管较多、吸收较快的部位，即使注射少量的利多卡因也有可能导致局部麻醉中毒，因此应该尽可能缓慢地注入药液。

由于患者有时会出现心动过缓、心律失常、血压下降、休克，以及意识障碍、呼吸障碍等症状，常常需要在手术中定期检查患者的生命体征，或用声音呼唤等方式来检查患者的状态（关于局部麻醉将在第 4 章详述）。

切开操作

口腔内手术所使用的 11 号、15 号等手术刀，应像铅笔或钢笔一样来把持（执笔式）。切开时，如果用左手向组织施加张力使其伸展，则操作会变得容易。不要使切开的皮肤或黏膜断面呈斜形，也不要反复犹豫，这样会制造伤口，一次切开即到达皮下组织较为理想（图 2-4）。

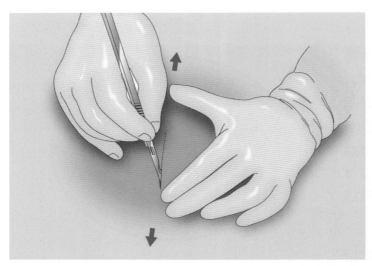

图 2-4　切开操作。用左手行"反向牵引"使组织紧张后再行切开

剥　离

锐性剥离与钝性剥离

剥离有两种类型：锐性剥离（用刀将层次切开）与钝性剥离（通过外力将层次在不切开的情况下剥下）。在锐性剥离中，剥离的截面被尖锐地切断，所以剥离部分周围的组织受到的损伤较小；在钝性剥离中通过外力将组织剥落，无论使用的力多小，都会造成周围组织的压碎。即使以轻微的力进行剥离，该力也会集中在器械的尖端，所以实际上施加了相当大的力。因此除特殊情况外，宜采用锐性剥离。

组织剪、止血钳、剥离子等都可用于剥离，但有必要理解器械的特性，进行适宜的剥离。

剪刀（组织剪、剪线剪）

剪刀基本用于锐性剥离，用尖端的部分将组织切断来进行剥离。切断组织时，如果将刃部张开过大，连同深部看不见的部分也一次切断，有可能会损伤深部潜在的结构。因此，只有很明确这一部位没有重要的解剖结构，才可采取此种切开放式。一般来说，刃部不应张开过大，应仅切开组织中能确实看见的部分。

剪刀包括尖端弯曲的弯剪刀和尖端笔直的直剪刀，手术中通常使用的是弯剪刀。笔者通常在手术中使用刃部适用于厚重组织的剪刀和刀刃较薄尖端尖锐的梅约型剪刀。虽然绝大多数的手术使用组织剪，但为了使创口正确对位，有必要切除皮肤或黏膜等上皮多余的部分，仅在这种情况下，使用口腭裂反剪刀。使切开部位不整齐部分变整齐时可用直剪刀，对于创口的直线部分有时会使用刀刃薄的直剪刀，除剪断缝合线结以外大多数情况，一般不使用直剪刀。

弯剪刀的优点是，由于尖端弯曲，容易确认正在切开的部分。剪刀的尖端具有向其朝向进行切开或剥离的特性，故而容易控制剥离的深度与方向。也就是说，想要较浅地进行剥离时，将尖端朝向浅层；想要较深地剥离时，将尖端朝向深层。这样就能调节剥离的深度（图2-5）。

在用剪刀切开进行剥离时，手腕宜固定不动且一般不屈曲伸展。手术中改变切开方向时，如果将手腕弯曲，由于剪刀尖端的角度改变过大，或持剪刀的手指用力发生变化，就无法精细调节用力大小和方向。在切开或剥离过程中改变方向时，宜活动大关节（肘关节或肩关节）来改变角度。此外，为便于操作，改变术者自身身体位置也很重要。

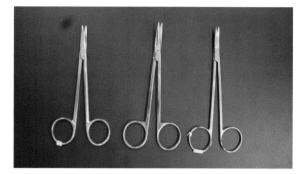

图 2-5　弯剪刀。切开通常使用弯剪刀。图中展示刀刃厚度不同的 3 种组织切开用弯剪。右侧的剪刀被称为口腭裂反剪刀，用于切除多余上皮组织，能使创口良好的接合

止血钳

止血钳用于钝性剥离。如前所述，钝性剥离会造成组织的损伤。当锐性剥离有可能造成血管或神经损伤以及肿瘤或囊肿破裂等情况时，需要使用钝性剥离。用止血钳进行钝性剥离时，使止血钳尖端闭合而朝向组织，再张开尖端来剥离组织。由于剥离后的组织里残留有条索状物，用肉眼确认是否有血管、神经等，如果有必要就保存；如果是可以切除的血管，用电刀或双极镊子（Bipolar Forceps）灼烧凝固止血后切除。

笔者使用的是尖端很细且弯曲的蚊式止血钳。此外，有时也会用剪刀像止血钳一样从闭合状态打开来进行组织的钝性剥离。由于可以在持着器具不变的情况下，既能进行锐性剥离，又能进行钝性剥离，所以这种方法被频繁使用。

剥离子

在骨与骨膜之间进行剥离时使用剥离子。这种情况下，将剥离子的刃部平行放置于骨表面，刃部须全部与骨面接触而不悬空。一旦用带刃的剥离子剥离出正确的层次后，就可以用没有刃的剥离子继续剥离。

剥离时通常将刀刃贴着组织，虽然一直使用带刃的剥离子会对组织表面造成损伤，但刀

刃会被硬组织所阻挡，因此通常认为没什么大问题。如果剥离子的刃部的某一边的边缘浮动，就有可能破坏骨膜，得不到正确的层次，无法实现正确的剥离。因此，这种情况下宜使用刀刃宽度窄的、刃部边缘不会浮动的剥离子。

缝 合

缝合的种类

缝合重要的是将创口的两个断端正确地解剖复位。尽管缝合的种类包括简单间断缝合（图2-6a）、垂直褥式缝合（图2-6b）、水平褥式缝合（图2-6c）等很多种，通常进行的是简单间断缝合。

简单间断缝合是最单纯的缝合方法，如果操作不正确，有可能会出现创区产生台阶或创缘向创口内埋藏等情况。这样就会导致创口迁延不愈、拆线后创口分离、术后产生肥厚性瘢痕。

缝合的要领是不仅进行表面缝合，还应对深部组织进行缝合。正确缝合后伤口的断面恰好呈三角饭团型，或者从上方看创口时，创口总是看起来有点凸起，呈现略微外翻的状态。如果缝合创内翻，上皮就会长入创口，该区域将不会愈合，妨碍创口顺利愈合。另外，创区

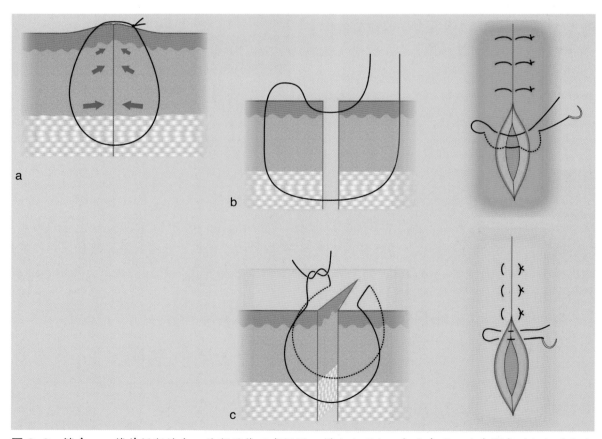

图2-6 缝合。a.简单间断缝合。使断面像三角饭团一样上小下大，相比表面，应在深部对组织进行大面积的覆盖。b.垂直褥式缝合是将深的全层缝合与真皮层范围的浅缝合组合起来的缝合方法。虽然可以使各层确实地接合，由于缝线会使瘢痕扩大而显眼，在露出部位的使用需要多加注意。c.水平褥式缝合用于创口张力较大的情况

产生台阶，皮下脂肪等从创口悬垂出来都会使创口很难愈合。

　　当创区难以使上皮外翻时，尽管有时也行垂直褥式缝合来使断端接合，但该方式相比简单间断缝合更容易残留瘢痕，因此在露出部位需要慎重使用。此外，由于缝线不同，为了少产生瘢痕会使缝合较浅，此时，创口中会形成无效腔，这是术后感染的原因。因此，在露出部位，联合使用真皮缝合等埋线缝合也是不错的选择。

持针器

　　虽然笔者喜欢使用 Mayo-Hegar 式持针器，但使用哪种持针器是术者的偏好。在进行颜面部的手术时，由于缝合用具较小，宜使用尖端很细的持针器。

　　持针时，用持针器的尖端来把持针全长的后 1/3 部分。如果把持针的尾部，针就会使不上力，缝合过程中针有可能会变软、变弯。如果把持针的尖端部分，就无法充分利用针的长度。把持时通常使针与持针器的长轴成直角，但根据喜好不同稍稍增加针的角度也是可以的（图 2-7）。

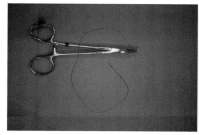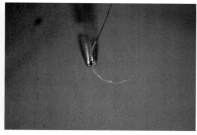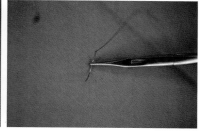

图 2-7　持针器的使用。a. 笔者们使用如图所示方式来使用持针器。b. 从长轴方向观察，用持针器尖端来把持针全长后 1/3 的部分。c. 从侧面观察，尽管通常使针与持针器的长轴呈直角来把持，但根据喜好不同也可以稍微增加针的角度

缝合的方法

　　缝合时，刺入针时应将握着持针器的手充分内旋（也即将手掌朝向外侧）。入针后，使针能够穿刺到更深位置的组织。此时，用左手拿着镊子在不损伤创缘的情况下将其掀起，轻轻上抬，然后刺入，能够更加容易且有效地进入深部组织。此外，刺入后按照针弯曲的方向来移动针。将针从创缘反方向的皮肤带出时，应使从创缘到刺入部位的距离与出针的位置到创缘的距离相等。

　　线的结扎应行 3 次器械结。第一次的结扎应使线松弛地接触创口表面，第二次的结扎应在线不绷紧的情况下打结。第三次的结扎应使线结不松、锁紧。对于结扎，如果绑得太紧就会导致血运障碍、组织损伤，因此结扎得不能太紧，这是很重要的。紧的程度反映在皮肤上的一个指标是：如果结扎使皮肤的血色消退呈现白色状态，则意味着缝合部位产生了血运障碍。此外，刚缝合后如果缝线勒得过紧，术后创区发生肿胀时会勒得更紧，该部位会在术后发生损伤。缝合时考虑创伤的愈合，不要造成伤口愈合不良的状态也被认为是很重要的。

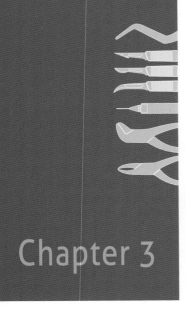

第3章
治疗中的出血与止血

Chapter 3

竹内尚士　福冈宏士

要　点

1. 如果熟悉出血的原因则可提前预测出血的可能性，最后可从容不迫地进行止血。

2. 为了获得良好的止血效果，首先应进行基本的止血措施，如压迫出血点。一旦忽略初期基本操作则可能会导致术后的出血、肿胀、血肿等状况。如果有出血的趋势并且推测术后出血的风险很高时，推荐采用局部止血剂和缝合进行处理。

3. 在外科处理后，务必在确认止血后再让患者返回家中。如果观察到有出血趋势，术者需要等待患者肾上腺素的作用减弱并且确认患者无大面积出血。

概　述

在牙科治疗中除了外科手术（如拔牙）外还有许多会导致出血的治疗操作，例如基本牙周治疗中的龈下刮治和根面平整术（SRP）。随着人口高龄化老年人的比例也逐渐增高，患有其他基础疾病的患者不断增加，正在服用各种药物的患者也相应增加。对于这些患者来说确认出血倾向是不容忽视的环节之一。

特别需要注意的是那些正在接受抗栓治疗的心血管疾病患者。过去，在手术和拔牙之前通常会停止抗血栓药物的服用，但有研究指出：有1%的患者可能因为中止服药而出现严重的血栓栓塞症，因此推荐患者在不停用抗血栓药物的同时进行相应治疗[1]，华法林是常见的用于抗血栓形成治疗的抗凝剂，但近年来也逐渐开始使用新的抗凝剂，因此术前的问诊需要更加仔细。

在实际的侵入性治疗中，虽然尽可能防止出血是基本原则，但是如果观察到出血的时候，需要在出血的早期进行止血操作以避免出现并发症。除了普通的止血术外，通常还可以结合使用各种局部止血剂和医用激光来止血。

本章将解释术中出血的原因、容易导致出血的操作，以及如何止血。

出血因素

口腔内出血的原因可分为全身性因素和局部因素。

全身性因素

　　高血压患者、接受抗血栓治疗的患者，以及患有出血性疾病、肝病、肾病的患者等[2]，其中抗血栓治疗又可分为抗凝治疗、抗血小板治疗和溶栓治疗。出血性疾病大致有：维生素 C 缺乏病等血管异常疾病，特发性血小板减少性紫癜、再生障碍性贫血等血小板异常疾病，血友病等凝血因子异常疾病。在肝病中，凝血因子产生障碍和血小板数量减少是导致出血的主要原因。在肾脏疾病中，透析过程中使用的肝素或者由尿毒症引起血小板功能障碍等会导致出血。

　　临床上，通过视诊四肢有无皮下出血（瘀伤）来判断患者是否有出血倾向，对于多处皮下出血的患者，需要谨慎对待。

局部因素

　　局部因素有炎症性疾病、外伤、外科手术、事故创伤等。牙周病是炎症性疾病的一种，其危险因素不仅仅只是细菌感染，还包括糖尿病等全身性疾病、类天疱疮等自身免疫性疾病、唐氏综合征等遗传性疾病，除此之外还有压力、吸烟和药物等因素。在严重的情况下，牙龈将会更容易出血。这种存在炎症的牙龈在 SRP 和基牙预备的过程中会流血，并会干扰治疗。

　　外伤导致的口腔出血包括由于牙齿脱位引起的牙龈沟出血和牙槽窝出血；或者是由口唇和口腔黏膜的损伤而引起的出血；以及口腔外科手术（包括拔牙、牙周手术和种植手术）中由于意外事故导致的出血，如治疗期间手机脱落或者牙挺和手术刀打滑引起的软组织损伤。

手术中出血

骨膜减张切开法

　　骨膜是覆盖在骨表面的结缔组织包膜，厚度约为 200μm，具有由内层（生发层，cambiumlayer）和外层（纤维层，fibrouslayer）。骨膜中存在 10~50μm 的毛细血管，切开后会出现轻微的出血。

　　距离骨表面的上皮方向约 500μm（0.5mm）的黏膜下组织中，存在直径为 100~800μm（0.1~0.8mm）的相对较粗的动脉和静脉[3]。因此从止血的角度对于全厚瓣的减张切开时，尽量只对骨膜进行切开，即使骨膜的位置很深，分离切口也应限制在距离骨膜侧约 500μm 的深度以内，并且在切口深处的部分应用柯克兰牙龈切除刀等进行钝性分离，这样可以防止不必要的出血。

种植体

　　种植手术的过程中最常见的出血类型为由钻孔导致的下颌管中下牙槽动脉和静脉的出血。下颌管内血管通常位于神经上方，如果一旦对下颌管造成损害，通常首先引起出血[4]。舌下腺窝存在于下颌前牙部到前磨牙部分，在钻孔操作时有时容易穿孔到舌侧，当损伤到舌下动脉和颏下动脉或其分支时可能导致生命危险；颏下动脉为面动脉的前支，经常与舌下动脉在舌下间隙吻合，舌下动脉穿过下颌骨前部舌侧的小孔进入下颌骨。因此在下颌骨舌侧前部必须仔细谨慎（图 3-1）。

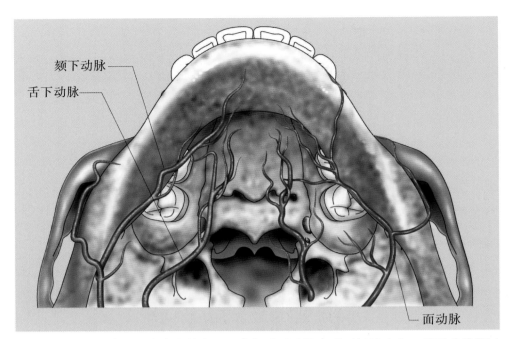

颏下动脉

舌下动脉

面动脉

图 3-1 颏下动脉为面动脉的前支，经常与舌下动脉在舌下间隙吻合，舌下动脉穿过下颌骨前部舌侧的小孔进入下颌骨

上颌窦

在上颌窦侧壁进行开窗操作时，必须注意上牙槽前动脉（特别是上牙槽后动脉）的损伤。上牙槽前动脉从上颌动脉分支出来并进入牙槽管，并在上颌窦侧壁骨中向前方走行，在眶下管分支之前，与上牙槽中动脉相互吻合的情况常常发生[5]。血管的位置和粗细可以事先通过 CT 确认，因此可以根据检查结果事先确认开窗的位置和大小并做好止血的准备（参考第 1 章和第 9 章）。

游离龈瓣移植术、结缔组织移植术

为了增大附着龈的宽度和覆盖牙根面，经常会从前磨牙到磨牙部取牙龈和结缔组织，上腭处会有从腭大孔穿出的腭大动脉、静脉，腭大动脉通常位于黏膜最深的部分，即骨膜附近。若手术刀切入太深，则有可能伤及动脉，因此切开时需要小心。日本人的上腭牙龈的平均厚度为从第二前磨牙的牙颈部到根尖方向上 5mm 处，平均为 3.44mm[6]。此外，年龄越小，牙龈越薄，因此有必要在手术前进行彻底检查（图 3-2）。

止　血

在侵入性操作时，手术前彻底询问患者是否有全身因素的出血倾向非常重要，必要时请主治医生控制潜在疾病。此外，由于治疗过程中的疼痛可能导致血压升高，出血量增加，因此对生命体征进行监测也至关重要。

对于高血压患者，血压每天都会波动，因此在手术前问询降压药的类型和用药状况并叮嘱患者在治疗当日按时服药，并控制手术过程中的疼痛。在预测到手术后疼痛的情况下，术前和术后的止痛药的使用是必要且有效的[7]。

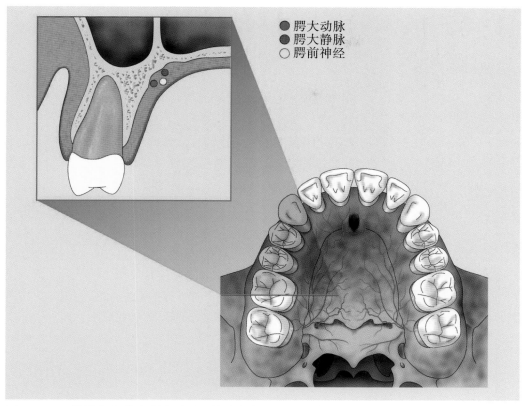

● 腭大动脉
● 腭大静脉
○ 腭前神经

图 3-2　上腭腭大孔处有腭大动脉 / 静脉走行。腭大动脉位于黏膜深处，即靠近骨膜附近

　　针对正在接受抗血栓治疗的患者，特别是正在接受抗凝治疗的患者。侵入性的外科操作可能引起严重的出血性并发症。比如典型的抗凝剂——华法林，如果将 PT-INR 作为凝血功能检验的指标，当 PT-INR 值为 3.0 以下时，则可以在使用华法林的情况下拔牙。与此同时如果使用抗生素和非甾体消炎药（NSAIDS）及对乙酰氨基酚，则在一定时间段会增加 PT-INR 值，并会增加术后出血的风险[1]。对于拔牙后服用新型口服抗凝药（直接凝血酶抑制剂：达比加群；Xa 因子阻断药：利伐沙班）和抗血小板药物（阿司匹林等）患者，虽然尚无可预测的有关出血并发症的指标，但术后出血的发生率低于服用华法林的患者，因此可以在服用药物并进行适当的止血处理后继续拔牙[1]。

　　患有出血性疾病的患者在术后出血的风险相对较大，有可能出现需要输血或对原发疾病治疗的情况，因此最好能在专业的医疗机构进行治疗。

　　肝病和肾病患者也可能同时患有高血压或糖尿病等基础疾病，进行拔牙等会导致出血的操作时，最好事先咨询主治医生是否可以治疗以及治疗期间的预防措施。

　　由局部因素引起出血很多都是拔牙术后出血，尤其是由于炎症性疾病导致出血时，应在消炎后拔牙。

止血手法

（1）压迫法

用手指按压出血部位以止血，如果出血点清楚，则用镊子或止血钳对其压缩（图 3-3）。

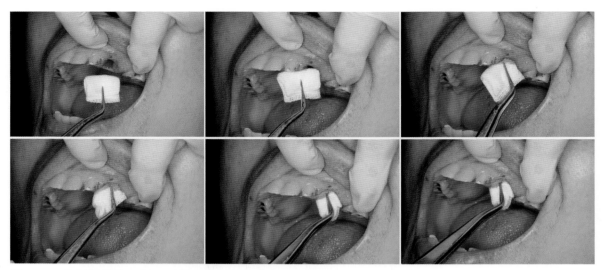

图 3-3　使用镊子等工具，对拔牙窝进行点状压迫

如果创伤太深无法精准压迫，则可以使用纱布来压迫伤口表面。

（2）结扎法

无法对较粗的血管进行压迫法止血的时，应直接进行结扎。在无法分离血管与组织的情况下，应直接对组织进行结扎

（3）灼烧法

使用电刀或医用激光使蛋白质凝固并止血的方法。使用激光止血的特定方法和有关特定操作（请参考第 14 章）。

（4）其　他

如果有出血倾向，可以结合多种操作来止血。

例如，如果提前预测到拔牙时出血，则首先使用含有肾上腺素的局部麻醉剂来控制出血，之后压迫拔牙窝进行止血处理，也可使用局部止血剂填压到拔牙窝中并进行压迫，必要时可以使用激光进行缝合使表面凝结（图 3-4），此处重要的是在局部止血剂填充和缝合之前，通过基本的止血操作来控制拔牙窝的出血。如果不严格执行基本的止血操作，很有可能出现术后出血、肿胀和血肿的情况。

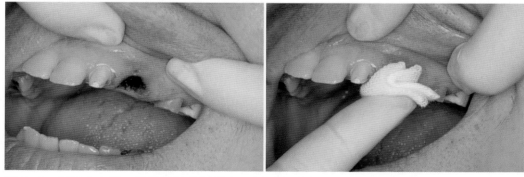

图 3-4　创面止血后，根据情况使用激光照射形成碳化层，对创面进行压迫

局部止血剂

（1）拔　牙

● Spongel®（安斯泰来制药，图 3-5a）：吸收性明胶海绵止血剂，价格便宜使用频度高。

● SURGICEL®（强生公司，图 3-5b）：形成了一种可吸收的氧化纤维素止血剂，凝结血红蛋白和盐形成凝胶状的血凝块以止血。尽管它具有很好的止血作用，但由于它会抑制骨的形成，因此应该将其除去[8]。

● AVITENE®（Zeria 新药工业，图 3-5c）：使用牛真皮胶原蛋白来源的可吸收止血剂。比氧化纤维素、明胶制剂制成的可吸收止血剂效果显著提升，但价格昂贵。

● Teruplug®（奥林巴斯泰尔茂生物材料株式会社，图 3-5d）：使用牛真皮胶原蛋白来源的可吸收止血剂。海绵状子弹形的形状易于填充且具有出色的止血效果，但价格相对昂贵。

● HemCon Dental Dressing®（Zeria 新药工业，图 3-5e）：含有带正电荷的壳聚糖可吸引带负电荷的红细胞和血小板后凝结并起到止血效果[9]，应在 48h 内用水冲洗。

● KALTOSTAT®（康维德医疗用品有限公司，图 3-5f）：由藻朊酸盐纤维制成的伤口敷料，通过凝胶化与体液中离子进行交换来促进止血。止血后可将其去除[10]。

（2）减张切口

● BOSMIN®（第一三共株式会社，图 3-5g）：如果有大量出血，使用 BOSMIN® 浸润纱布并进行压迫止血。

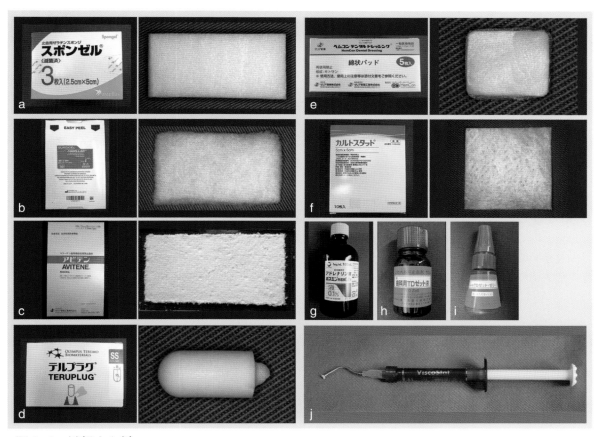

图 3-5　局部止血剂

（3）牙龈切除术，基牙预备

- TD Zett®，TD Zett Jelly®（Bee Brand Medico Dental，图 3-5h，I）：由于氯化铝的血液凝结作用和利多卡因的收缩作用而起到止血作用，凝胶容易停留在患部。
- ViscoStat®（ULTRADENT JAPAN 株式会社，图 3-5j）：含有 20％的硫酸铁并抑制渗出液，用 Dento-Infusor Tips（止血输送头）的尖端在牙龈上摩擦并使药液渗透，然后用水冲洗血块。处理完渗透液后进行粘接处理时，有必要用磷酸去除残留的凝血成分，但应注意酸处理可能会再次引起出血。

（4）自体骨收集

- Bone Wax®（TOKYO M.I. COMPANY，INC.）：蜂蜡是主要成分，在身体上填塞后会对出血部位进行物理止血。它会残留在骨骼中并抑制骨骼再生，因此必须注意使用量。

术后管理

在进行有创治疗之后，一定要确认止血后才能让患者回家。如果观察到有出血倾向，则需要等到肾上腺素的作用减弱为止。同时为了防止二次出血，应该避免长时间泡澡、饮酒，以及高强度运动，应指导患者不要私自停止服用降压药与抗血栓药等药物。

参考文献

[1] 日本有病者歯科医療学会，日本口腔外科学会，日本老年歯科医学会編 . 科学的根拠に基づく抗血栓療法患者の抜歯に関するガイドライン，2015.

[2] 中嶋正博 . 歯科日常臨床における局所的偶発症の対策と対応 . 歯科医学，2008，71(3-4):227。

[3] 信藤孝博 . 微小循環から視た組織治癒反応、QDI 別冊 / 即時埋入 vs. 待時埋入 .[S.l.]: クインテッセンス出版，2009:52-64.

[4] Kim ST, et al. Location of the mandibular canal and the topography of its neurovascular structures. J Craniofac Surg, 2009, 20(3)936-939.

[5] 古賀剛人 . 科学的根拠から学ぶインプラント外科学、応用編 .[S.l.]: クインテッセンス出版，2004.

[6] 宮本泰和 . 結合組織移植による根面被覆。エンベロップ、テクニックによる審美的対応、ザ・クインテッセンス，1996:15(1): 120-131.

[7] 大渡凡人 . 全身的偶発症とリスクマネージメント　高齢者歯科診療のストラテジー . 东京：医歯薬出版，2012.

[8] Ibarrola JL, et al. Osseous reactions to three hemostatic agents. J Endod, 1985, 11(2):75-83.

[9] Kale TP, et al. Effectiveness of Hemcon Dental Dressing versus Conventional Method of Haemostasis in 40 Patients on Oral Antiplatelet Drugs. Sultan Qaboos Univ Med J, 2012, 12(3):330-335.

[10] Matthew IR, et al. Tissue response to a haemostatic alginate wound dressing in tooth extraction sockets. Br J Oral Maxillofac Surg, 1993, 31(3):165-169.

第 4 章

局部麻醉

奥井達雄　伊原木聰一郎　岩永　讓

奥井達雄　伊原木聰一郎　岩永　讓

要　点

1. 下颌神经阻滞麻醉应高于咬合平面10mm，以内斜线和翼下颌皱襞的中心为入针点进行注射。

2. 上颌结节麻醉要注意对翼静脉丛的损伤。

3. 术前注射少量麻醉剂可抑制内源性儿茶酚胺释放。

4. 在麻醉很难奏效的情况下（如不可逆急性牙髓炎），手术前口服非甾体抗炎药（NSAIDs）可能会有效果。

概　述

在口腔外科治疗中疼痛管理至关重要，经常需要局部麻醉。疼痛不仅会对局部产生影响，还会对心血管系统产生影响。麻醉法和麻醉药有多种选择，牙科医生应熟悉每一种药物和使用方法。

一般的治疗中使用的局部麻醉方法包括表面麻醉、浸润麻醉和阻滞麻醉。医生要掌握各种麻醉的特点，并根据患者的术前评估、手术流程和患者的身体状况决定麻醉方式。

术前评估

根据手术方式和患者全身状态来确定麻醉方法。

表面麻醉

虽然表面麻醉可以抑制疼痛，但是由于其几乎没有组织浸润，仅对皮肤黏膜表层的感官神经末梢起到麻醉效果。因此，表面麻醉仅限于减轻浸润麻醉和阻滞麻醉过程中麻醉针进入组织时所引起的疼痛，表层脓肿切口以及动度明显的乳牙拔除时的疼痛等。

表面麻醉剂在黏膜受损（如外伤）的区域会被迅速吸收，因此需要注意使用量。

浸润麻醉

一般在拔髓和拔牙操作时，应在手术区域周围的牙龈上进行浸润麻醉。牙科治疗中使用的麻醉药通常为含肾上腺素的利多卡因和含苯赖加压素的丙胺卡因以及美匹维卡因等。

（1）含肾上腺素的利多卡因

这是日本最常用的局部麻醉药，起效时间短，因为肾上腺素使血管收缩，从而延长麻醉时间。

（2）含苯赖加压素的丙胺卡因

对比含肾上腺素的利多卡因，含苯赖加压素的丙胺卡因具有维持血压稳定的作用，因此可用于高血压患者。一般的使用量时麻醉作用稍稍弱于利多卡因，且持续时间约 1h。因此，在手术创口大治疗中，由于疼痛引起的内源性儿茶酚胺增加很可能导致血压升高，因此需要谨慎操作和治疗，要注意不同麻醉药之间的联合使用。

因麻醉起效时间慢于含肾上腺素的利多卡因，所以应在麻醉后至少等待 5min 后再进行下一步操作。注意：由于丙胺卡因能通过胎盘，应避免孕妇使用。

（3）美匹维卡因

美匹维卡无血管收缩的作用，麻醉作用比利多卡因弱，但比丙胺卡因要强。美匹维夫因为不含血管收缩剂，所以作用时间最短，不适合长期治疗。但是对于约 30min 的短期治疗，患者术后不适感会减少，可以预防术后咬伤。

（4）血管收缩剂

上文提及的 1/80 000 万含肾上腺素的利多卡因针剂（1.8mL）中含有约 23μg 肾上腺素。注射两针利多卡因（相当于 3.6mL 的 1/80 000 含肾上腺素的利多卡因）含有 45μg 肾上腺素，虽然 β 肾上腺素能受体被刺激（骨骼肌血管扩张和心率上升）并不能显著改变平均血压，但对血液循环系统有很大的影响。因此即使患者表面上血压稳定，也要注意肾上腺素的使用量[1]。

三环类抗抑郁药和 β 受体阻滞剂会增强肾上腺素的升压作用，因此需要小心使用肾上腺素。

使用少量（0.3~0.5mL）含肾上腺素的利多卡因进行预先用药，在 5min 后注射麻醉药，通过预先用药来收缩周围的血管，抑制肾上腺素和利多卡因向体循环的流出，从而可以保证血压稳定并进行安全的治疗[2]。

据研究称，在麻醉难以起效的情况下（如急性期不可逆牙髓炎），术前口服非类固醇抗炎镇痛药（NSAIDs）可能会有效果[3]。

阻滞麻醉

当进行侵袭度高的埋伏牙拔除或创口大的外科手术时，可以通过阻滞麻醉来提高麻醉效果。与浸润麻醉的主要区别在于：阻滞麻醉是直接在神经束进出的骨孔附近进行的。

神经束附近经常伴有相同名称的动脉和静脉，因此必须始终考虑损伤血管的风险。对于服用抗血小板药物或抗凝剂的患者来说，一旦损伤血管将很难止血，因此只有在确认全身情况和服用药物的安全性后，才能进行阻滞麻醉。

术　式

本文中将介绍上、下颌阻滞麻醉法，这是最常用的阻滞麻醉方法。

【使用器具】

● 消毒（口腔外、口腔内）

- 常用器械
- 口腔麻醉注射器
- 麻醉药
- 麻醉针头（27G）

下颌阻滞麻醉法

下颌阻滞麻法是在翼下颌间隙注射麻醉剂，通过下颌孔对下颌骨升支内部的下牙槽神经进行阻滞麻醉的方法。

注射方法有从上方注射的 Gow-Gates 法（翼下颌间隙上方）和 Akinosi 法（图 4-1）[4]，不仅下颌神经，还有舌神经、颊神经等下颌的神经分支都能被阻滞。Gow-Gates 法的作用范围很广（图 4-2），并且具有许多优势，例如适用于患有开口困难症的患者，但因其存在损伤上颌动脉的风险，并且很难特征化入针点和入针方向，此方法很难运用。本文将介绍常用的下颌阻滞麻醉法。

安全的入针点是为内斜线和翼下颌皱襞的中点（中缝），高度应高于咬合平面 10mm（图 4-3）。首先将食指放在下颌磨牙的平面上，用指尖触摸下颌升支的内斜线。之后确认翼下颌皱襞的位置，在内斜线和翼下颌皱襞中间的部位食指的指甲为高度入针，入针角度为从对侧前磨牙部与咬合平面平行地插入（图 4-3）。

在针尖向前推进约 20mm 后，确认回抽无血后注入 1.5~2.0mL 的麻醉药。为了避免短时间内大量的麻醉药进入从下颌小舌处进入骨内的下牙槽动脉而导致局部麻醉药中毒，必须在注入麻药前确认有无血液回流，如果不小心将针管插入血管中，很有可能会发出"扑哧"的声音。如果确认有血液回流的情况时，需要缓慢拔出针头，并使用纱布进行压迫。下颌阻滞麻醉无

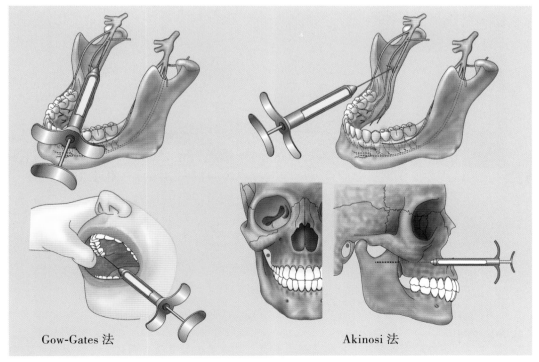

Gow-Gates 法　　　　　　　　　　Akinosi 法

图 4-1　Gow-Gates 法和 Akinosi 法（根据文献 [4] 的描述作图）

法麻醉下颌磨牙区的牙龈，因此必要时可追加浸润麻醉。

上颌结节（上牙槽后神经）阻滞麻醉法

上牙槽后神经阻滞麻醉。入针点在上颌第二前磨牙颊侧根部的前庭沟，注射针分别与咬合平面和上颌牙的长轴呈45°并向外，从下到上向进针约15mm后，确认回抽无血后注射麻醉剂。入针可能会立即击中上颌骨的颧突，因此需事先通过触诊进行检查。此外，由于同侧的下颌骨喙突很可能阻碍注射，因此可以向患者解释并让其配合将下颌骨向注射侧移动来进行注射。

切牙孔阻滞麻醉法

用于鼻腭神经的阻滞麻醉。以切牙乳头为入针点，将针尖向前推进约5mm，检查回抽无血后，注射麻醉药。由于切牙乳头处有许多神经末梢，所以入针时的疼痛感剧烈，因此在注射前应进行表面麻醉。

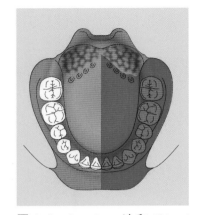

图4-2 Gow-Gates法和Akinosi法对下颌的麻醉范围（根据文献[4]的描述做图）

解剖学原理

下颌阻滞麻醉

在手术过程中当舌神经、颊神经和下牙槽神经被注射针损伤时，其支配区域的感觉功能会降低。研究表明[5]由下颌阻滞麻醉引起的一过性舌神经麻痹的发生率约为3%，其中0.002%会有永久性舌神经麻痹。

如图4-4所示，从卵圆孔出来的下颌神经的70%都会在下颌孔附近分为下牙槽神经和舌

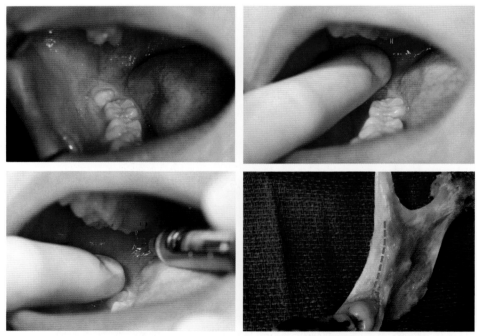

图4-3 下颌阻滞麻醉法。a.通过视诊对翼下颌皱襞的位置进行确认。b.通过触诊对内斜线进行确认，c.刺入麻醉针。d.内斜线（红色虚线）

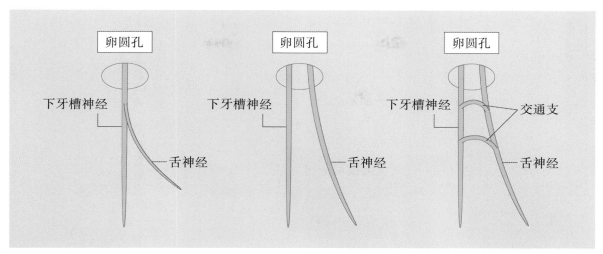

图 4-4 卵圆孔处下颌神经的走行

神经，而其余的 30% 会在卵圆孔附近就分为下牙槽神经和舌神经，其中又会在下牙槽神经和舌神经之间产生交通支[6]。这种解剖结构的差异可能是导致一过性舌神经麻痹存在个体差异的原因之一。

由于蝶下颌韧带牢固地附着在下颌小舌上，因此即使在翼下颌间隙中，蝶下颌韧带与下颌骨体也能保护下牙槽神经动脉和静脉。因此，当在蝶下颌韧带下方注射麻醉剂时，对下牙槽神经的麻醉作用可能会减弱（图 4-5）。下颌阻滞麻醉的入针点位于咬合平面上方 10mm，其解剖学原因是下颌孔位于咬合平面上 6~10mm（图 4-6）[7]，但是位于 20mm 位置的情况在

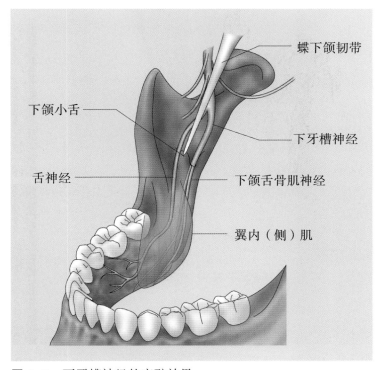

图 4-5 下牙槽神经的麻醉效果

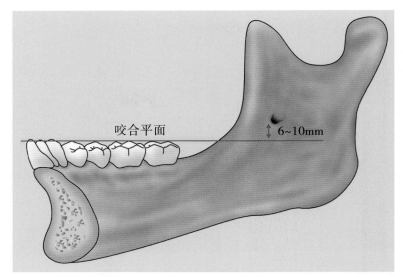

图 4-6 下颌孔的高度（数据参见文献 [7]）

临床中也常见。因此，在麻醉后没有反应时，可在稍高的位置尝试再次注射麻醉药。

下颌舌骨肌神经是下牙槽神经进入下颌孔前分出的控制下颌舌骨肌的运动神经。下牙槽神经也可能在非常高的位置产生分支，下颌舌骨肌神经从舌侧支配磨牙部的情况非常罕见，但这些例外可能是下颌阻滞麻醉失败的原因。在这种情况下，应考虑额外追加舌侧的浸润麻醉（主要应用在拔髓治疗）。

上颌结节（上牙槽后神经）阻滞麻醉

上牙槽后神经阻滞麻醉时应注意的解剖结构是翼静脉丛、上牙槽后动脉和翼外肌。当针平行于咬合平面刺入时，可能会导致翼静脉丛的出血和血肿，因此需要注意入针的角度。此外经常会有上牙槽后神经从上颌窦后壁处侵入上颌窦的情况，为了方便确认是否穿刺入上颌窦，必须对血液回流进行确认。图 4-7 显示了各种阻滞麻醉的效用范围。

术后管理

麻醉的持续时间根据麻醉药的种类、使用量的不同而产生区别，浸润麻醉约为 1h，阻滞麻醉约为 2h，手术后尽量避免饮食。

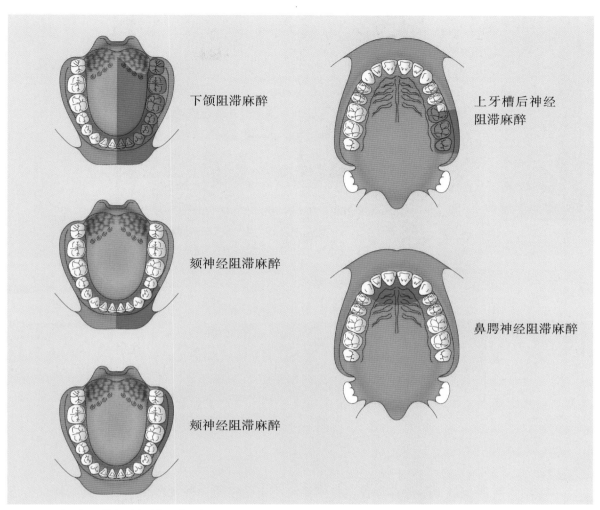

下颌阻滞麻醉

上牙槽后神经
阻滞麻醉

颏神经阻滞麻醉

鼻腭神经阻滞麻醉

颊神经阻滞麻醉

图 4-7　各种阻滞麻醉的效用范围

文　献

[1] 椙山加綱. 歯科用局所麻酔薬と血管収縮薬. 鹿児島大歯紀, 1996, 16:1-11.

[2] 大貫大介ほか. 前役与法による局所麻酔薬の血漿カテコールアミン濃度ならびに循環動態に及ぼす影響. 歯薬療法, 2009, 28(3):117-123.

[3] Saha SG, et al. Effect of oral premedication on the efficacy of inferior alveolar nerve block in patients with symptomatic irreversible pulpitis: A prospective, double-blind, randomized controlled clinical trial. J Clin Diagn Res, 2016, 10(2): ZC25-29.

[4] Norton NS. Netter's head and neck anatomy for dentistry.[S.l.]: Elsevier, 2016.

[5] Harm SD, Durham TM. Incidence of lingual nerve trauma and postinjection complications in conventional mandibular block anesthesia.J Am Dent AssoC, 1900, 121(4):519-523.

[6] Shinohara H, et al. Discussion of clinical anatomy of the lingual nerves, Okajimas Folia Anat Jpn, 2010, 87(3): 97-102.

[7] Blacher J, et al. Variation in location of the mandibular foramen/inferior alveolar nerve complex given anatomic landmarks using cone-beam computed tomographic scans. J Endod, 2016, 42(3): 393-396.

第 5 章
下颌埋伏智齿拔除术

伊原木聰一郎　吉冈　德枝　岩永　讓

要　点

1. 研究表明，保留埋伏智齿的病例中，由于龋病或智齿冠周炎在 1 年内需要拔牙的概率为 5％，18 年内为 64％。

2. 拔除下颌埋伏智齿时，应评估对下牙槽神经损伤的风险和拔牙的难度。

3. 在拔除过程中，根据操作器械的方式的不同，下牙槽神经，甚至舌神经受损的风险都很高，因此需要在了解解剖结构的变异的基础上进行下颌埋伏智齿拔除术。

概　述

下颌埋伏智齿是由于颌骨在发育过程中智齿萌出受阻的一种发育性异常，其中埋伏智齿的拔除受到下颌骨生长和发育程度的限制。与智齿拔除相关的下牙槽神经和舌神经损伤的概率分别为 0.65％ 和 0.24％ [1]。下颌埋伏智齿拔除术是最常进行的手术，因此出现下牙槽神经与舌神经受到损伤的情况并不罕见。术前对患者进行评估时，一定要将神经受损的风险考虑进去，并且要向患者加以说明。

近年来，CBCT 在日本迅速普及，并已经被约 10％ 的牙科机构所使用。但是目前尚不明确在全景 X 线片的基础上追加 CBCT 影像对下颌埋伏智齿拔除术的辅助作用。

包括作者在内的许多牙医都经历过是否应该拔除埋伏牙或者在拔除过程中出现更改治疗方案的情况。为了解决上述情况，本章将会以解剖学和研究论文为参考对术前评价和术式加以说明。

术前评估

实施拔除前应对病史、口腔治疗史、有无过敏反应、智齿症状（既往和现在）、萌出状态、解剖学位置、咬合状态、龋病、智齿冠周炎以及牙周炎等进行必要的全景 X 线片的检查。如有必要，应通过 CBCT 等图像检查对智齿的有无、疾病的有无、智齿的形态学特点、下颌管与第二磨牙的解剖学位置进行检查。

拔牙前评估中最重要的部分是判断拔牙适应证、预估拔除的风险和评估拔牙难度。

适应证

拔牙适应证是应拔除有龋病和智齿冠周炎等疾病病史的下颌埋伏智齿[2]。研究表明[3]，在保留埋伏智齿的病例中，1 年内由于龋病或智齿冠周炎需要拔牙的概率为 5%，18 年内的概率为 64%。由于下颌保留埋伏智齿所导致的继发疾病有龋病、智齿冠周炎、第二磨牙的牙根吸收、牙周炎、牙髓炎、牙源性囊肿、牙源性肿瘤和下颌骨骨折等。

对于从未出现过任何症状的下颌埋伏智齿，要通过全景 X 线片、CBCT 等检查将来出现症状的可能性，要与患者对牙拔除的优点和风险进行讨论，之后才能决定是否拔除。如果患者口腔中除了智齿外有其他具备拔牙适应证的牙齿，如果满足条件（参照第 11 章），也可以将智齿作为移植牙。

下牙槽神经损伤的风险评估

（1）全景 X 线片中的注意点

为预测下颌智齿拔除对下牙槽神经损伤，应重点注意是否出现以下三点[4~6]：智齿对下颌管压迫（图 5-1）、根尖区呈弥散性（图 5-2）、下颌管上管壁处的模糊（图 5-3）。此外，有牙源性囊肿（图 5-4）时也有较高的风险[7]。

（2）下颌管与下颌埋伏智齿根尖的颊舌向的位置关系

下颌管的走行无论是在智齿根尖颊侧还是舌侧，都会对拔牙时所施加的力的方向以及削

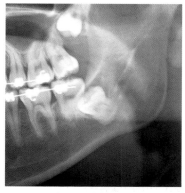
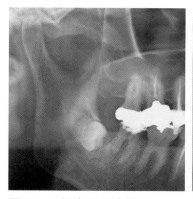
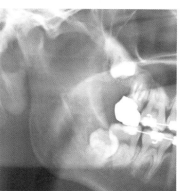

图 5-1　智齿对下颌管压迫。下颌管位置偏移

图 5-2　根尖区呈弥散性

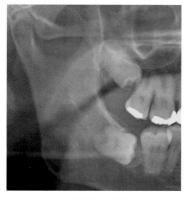
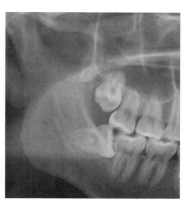
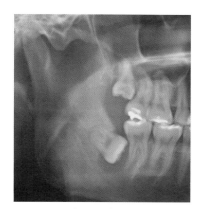

图 5-3　下颌管上管壁处的模糊

图 5-4　牙源性囊肿

骨部位造成限制。下颌管位于根尖颊侧的概率为 39.2%~54.7% [1,5]，不能认为下颌管位于根尖的颊侧或者舌侧的概率较高。

（3）通过全景 X 线片和 CT 进行评估

在一项随机对照试验中，将全景 X 线片判断有无下颌管损伤风险的病例分为两组，包括 CBCT 诊断组（采用 CBCT）和对照组（未采用 CBCT）。结果为两组中因智齿拔除对下颌管造成损伤的频率在统计学上并没有显著性地差异。但是 CBCT 诊断组在判断牙根数量和牙根形态方面具有优势 [7]（图 5-5）。

此外，有研究认为：如果下颌管和智齿根尖在全景 X 线片中重叠，则通过 CBCT 的检查可以降低下颌管损伤的风险 [1]。

如果在全景 X 线片的诊断中发现智齿对下颌管压迫、根尖区呈弥散性、下颌管上管壁处的模糊这三种症状中的任意一项时，则应该使用 CBCT 再次诊断或者将患者介绍至更加专业的医院。

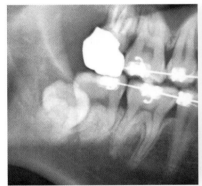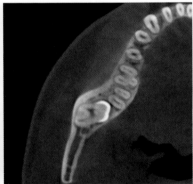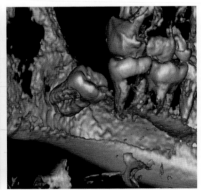

图 5-5 对牙根的数量和形态进行评估。虽然通过全景 X 线片并不能清晰地观察，但是通过 CBCT 可以发现为牙根为两根

拔除下颌埋伏智齿的难度评估

智齿与下颌升支前缘的位置关系、与下颌第二磨牙的位置关系（深度）以及智齿本身的牙根形态将决定下颌埋伏智齿拔除的难度。此外，因为肥胖等原因造成的颊黏膜隔离困难会使拔牙的难度升高。

埋伏智齿的位置对拔除难度的影响可通过将全景 X 线片对照 Pell & Gregory 分类（图 5-6）[9] 进行评估，即通过埋伏智齿的水平位置（Class）和垂直位置（Position）对难度进行评价。但是有研究 [10] 称这种二维评估分类方法并不可靠，在充分考虑拔牙方案的基础上，可以将其作为皮瓣设计和骨量削减的参考。

牙根形态也会影响拔牙的难度。当根部已经形成 1/3 至 2/3 时，很容易拔除（图 5-7）。如果牙根完全没有形成，拔牙时不能旋转，也很难对牙齿进行分割，则拔除会非常困难（图5-8）。牙根一旦形成，则根尖与下颌管将非常接近。

细长的牙根很容易折断，如果根的形状相对弯曲或肥大则需要大量去骨（图 5-9），而圆锥形的根则最容易拔除（图 5-10）。通过全景 X 线片并不能判断颊舌方向的情况，即使看

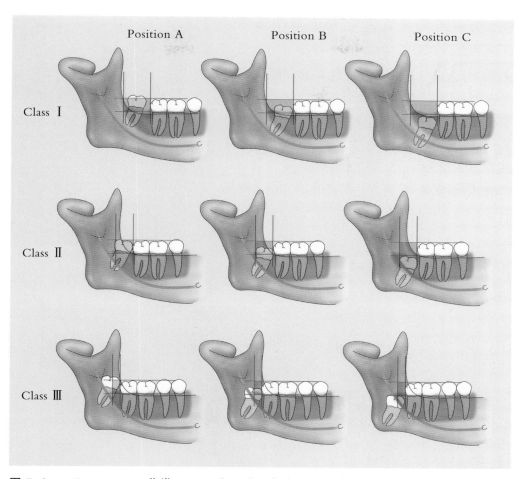

图 5-6　Pell & Gregory 分类。Class Ⅰ：对于智齿的近远中径来说，下颌升支的前缘与下颌第二磨牙之间的空间充足。Class Ⅱ：对于智齿的近远中径来说，下颌升支的前缘与下颌第二磨牙之间的空间较窄。Class Ⅲ：对于智齿的近远中径来说，下颌升支的前缘与下颌第二磨牙之间的空间完全不足，智齿大部分或者全部没入下颌升支内。Position A：智齿一部分位于咬合平面以上。Position B：智齿最高的部分（牙根或者牙冠）位于咬合平面与第二磨牙的颈部三分之一之间。Position C：智齿最高的部分（牙根或者牙冠）位于第二磨牙的颈部三分之一以下

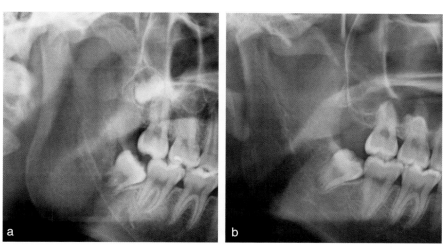

图 5-7　牙根形成了 1/3（a）~2/3（b）

起来像圆锥形，牙根颊舌向可能非常宽，从而导致拔除困难。另外，当有多根存在时，通常很难通过全景X线片判断（图5-11），因此一旦无法按照预想的方法拔牙，则必须考虑这种可能性并更改进方法。

在难易度判定过程中，如果通过全景X线片难以判断牙齿拔除的难易度时，也可以考虑通过CBCT进行诊断或将患者介绍至更加专业的医院。

拔除埋伏智齿时，通过评估拔除难易度和风险，可以进行更准确的术前诊断。

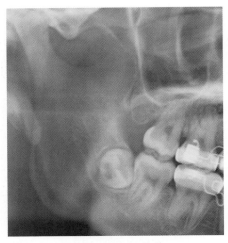

图 5-8 牙根完全没有形成

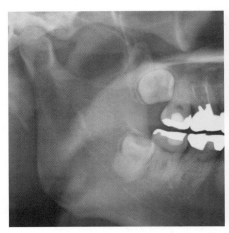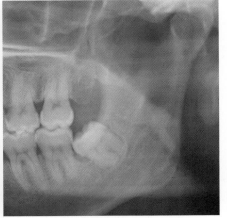

图 5-9 牙根弯曲或肥大（全景X线片）

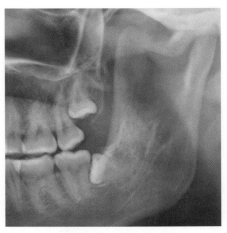

图 5-10 圆锥形牙根

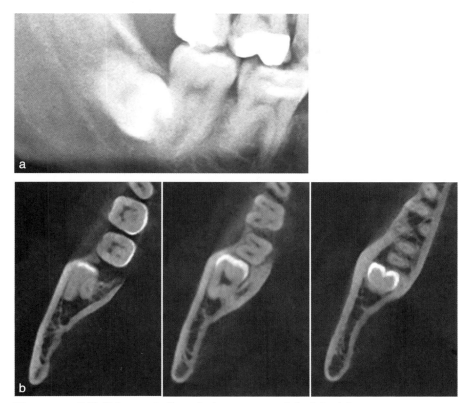

图 5-11　多根存在。a. 全景 X 线片。b.CBCT（水平断面）

埋伏智齿的拔除方法

　　一般情况下，拔除智齿时使用局部麻醉。当同时拔出两侧智齿时需要进行长时间的手术，因此患者需要住院，并在静脉镇静或全身麻醉下进行拔除。

【使用器具】

- 消毒（口腔外内）
- 常用器械（口镜、镊子）
- 麻醉（浸润麻醉或阻滞麻醉注射器、麻醉药；浸润麻醉或阻滞麻醉用针头）
- 11 号手术刀片或 15 号手术刀片
- 镊子（有钩、无钩）
- 骨膜分离器、牙龈分离器
- 骨锉
- 高速涡轮钻、低速牙钻、磨骨钻
- 牙挺
- 骨钳
- 刮匙
- 缝合用具（持针器、针、缝合线）
- 清洁套件（清洗针、注射器、生理盐水）
- 纱布

触诊、局部麻醉

麻醉前，务必用手指对牙齿和骨骼进行触诊。通过触诊主要是确认是否存在智齿冠周炎的症状，是否能触摸到黏膜下层的埋伏牙的牙冠，了解第二磨牙远端到下颌支前缘的距离，以及内外斜线是否极度向外展。接下来则可以继续进行麻醉，不仅要注射麻醉药，还要通过针头来检查无法用手指确认的深层组织。例如，埋伏牙牙冠的位置和牙周膜的位置。由于舌侧（远中舌侧）通常缺少支持骨，针头往往很容易入针过深，故而为避免损伤舌神经，入针时尽量不要超过附着龈。

黏膜骨膜瓣的切开和准备

自下颌升支前缘至第二磨牙远中端做一10mm的切口，沿第二磨牙的颈部向近中颊侧延伸。向近中颊侧角下方成30°角进行纵向切开[2]。如果患者的类型是Pell & Gregory 类别中的Class Ⅰ，第二磨牙远中端切口向外侧后方延伸，但在Class Ⅲ的情况下切口需要在外侧后上方（下颌升支前缘）方向上延伸。术前影像学诊断和用麻醉针的触诊以及骨形态的触诊非常重要。

拔出牙齿时，通常制作全层瓣。因此应该从对黏膜上皮到骨膜进行切开，并在骨膜下进行剥离操作。

到目前为止，虽然已经有各种切口方法，但在本章中将介绍使用最多的Triangular（three-cornered）flap。这种瓣型设计也被称为三角瓣，该设计能确保手术的术野清晰。为了避免纵向切口导致牙龈萎缩，应尽量避免切口位置在牙间乳头处，切口应在近中颊侧牙尖下方附近，且纵向切口的长度根据手术情况进行调整。开阔视野下的术野由切口的起点和终点决定（图5-12）。

牵拉瓣膜时术野会沿着两个点的连线向外略微扩展，这也是在设计瓣片时要考虑的要点（图5-13）。

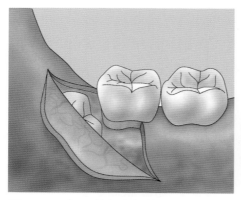

图5-12 切口的起点与终点

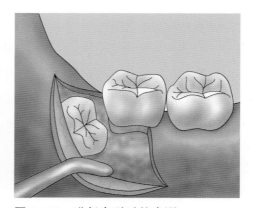

图5-13 进行牵引后的术野

削 骨

对牙槽骨进行磨除直至埋伏牙牙冠最宽的部分出现。根据牙齿拔除的方向，去除阻挡牙齿拔出的骨质。拔除时用裂隙牙钻在牙颈部制作牙挺的支点。

牙冠、牙根的分割和分离

使用金刚砂车针或切割钻分割牙冠。因为切割钻很容易折断，需要小心操作。在牙冠分割的时候舌侧牙冠非常容易残留，因此须加留意。大多数情况下，舌神经在舌侧皮质骨的骨膜正上方走行（稍后描述），舌侧皮质骨非常薄或没有，因此在只剩下小部分牙质的情况下用牙挺等工具进行最终的分割。

去除牙冠时，使用刮匙和骨钳去除受感染的肉芽组织和牙囊。去除牙根时用裂隙牙钻进行分根，首先到达髓腔内部，然后将牙钻颊舌向移动，对牙根进行近远中向的分割。同时使用牙挺使牙根脱位并用骨钳将其取出。

缝　合

用生理盐水彻底清洗伤口，确认黏膜骨膜瓣以及拔牙窝内有无牙质和骨质的碎片，然后复位瓣膜并进行缝合。

拔牙后并发症包括感染、干槽症、出血、疼痛、下颌第二磨牙的骨质缺损、下颌第二磨牙和下牙槽神经的损伤以及下颌骨骨折等。如果患者年龄为 25~35 岁，此时牙根已发育完全，则并发症较少。

临床病例

20 岁，女，主诉为 8 拔牙，没有智齿冠周炎病史。

下牙槽神经损伤的风险评估：患牙根尖末梢尚未形成，术前用全景 X 线片检查（图5-14a）发现下颌神经管与根尖部位存在重叠；但是牙周膜腔的根尖清晰且没有弯曲，对下颌管没有压迫，因此判断拔除对下颌管造成损伤的风险很低。

下颌埋伏智齿的拔除难度：根据术前全景 X 线片对患者进行分类（Pell & Gregory）（图5-14a），患牙属于 Class Ⅱ，Position A。因此判断手术过程中去骨量小，并且术野较为开阔器械操作相对容易（图 5-14b~q）。

手术解剖

下颌（神经）管是下颌埋伏智齿拔除过程中最重要的解剖结构。下牙槽神经动脉和静脉进入下颌升支内侧中心高度处的下颌孔。下颌管的平均直径为 2.52mm，下牙槽神经、动脉和静脉的平均直径分别为 1.84mm、0.42mm 和 0.58mm[11]。与下牙槽神经相比，动脉和静脉较细。

另外一个比较重要的解剖结构为舌神经。如前所述，下颌埋伏智齿拔除过程中发生舌神经损伤的概率为 0.24%。舌神经在下颌埋伏智齿附近的正常走行与异常走行的概率约为0.15%[12]（图 5-15）。为了避免在黏膜切开过程中对舌神经损伤，远中端的切口必须有意识地沿着颊侧（外侧）切开。另外，有 14% 的病例中舌神经在舌侧牙槽嵴上方走行，因此如果以粗暴操作对待舌侧的黏膜时，会有造成舌神经损伤的风险。在剩下的约 86% 的病例中，舌神经至牙槽骨舌侧骨面的平均距离约 2mm，且在舌侧牙槽嵴顶下方 3mm 处。另外更令人惊讶的是，舌神经与舌侧骨面接触（图 5-16，图 1-19）的病例占到了研究病例的 22%，这意味着当在分割牙冠时一旦穿孔舌侧齿槽骨，舌神经受到伤害的风险非常高。对舌神经造成损伤时，由于麻醉作用患者在手术过程中也感受不到异常。

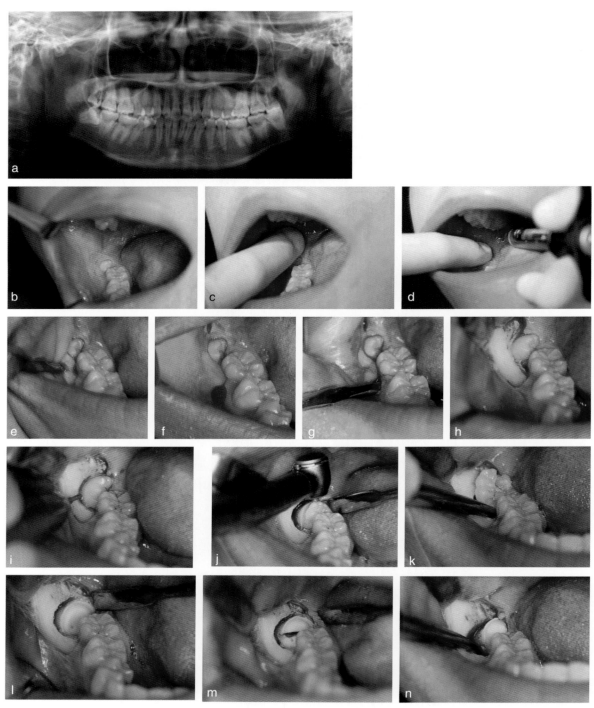

图5-14 埋伏牙拔牙术。a.术前全景X线片。b~d.骨形态的触诊及麻醉。触诊下颌升支前缘与埋伏牙牙冠的形态。e~h.切口、黏膜骨膜瓣的制作。剥离全层瓣。i.削骨。磨除直至埋伏牙牙冠最宽的部分出现。j~p.牙冠牙根的分割分离。舌侧仅有少量的牙釉质残留，最后使用牙挺进行分割。牙根则使用车针进行颊舌向的移动分割，对牙根在近远中方向上进行分离，最后使用骨锉使断端变得平坦。q.缝合

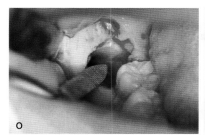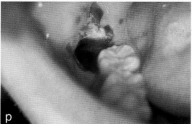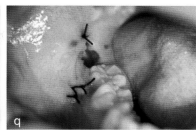

图 5-14(续)

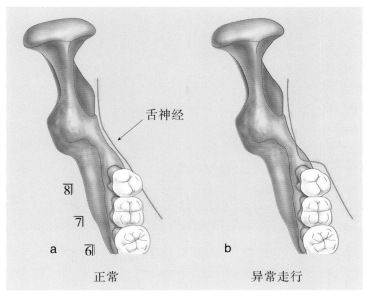

图 5-15　舌神经的走行。a. 正常。b. 异常（资料来源：文献 [12] ）

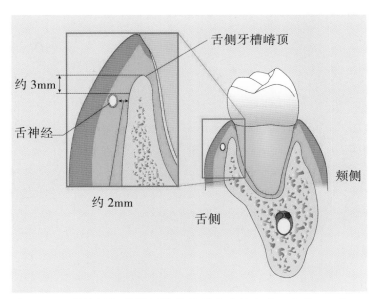

图 5-16　舌神经与舌侧骨壁的关系（资料来源：文献 [12] ）

　　磨牙后孔（图 5-17）是与位于磨牙后区部与下颌管联通的孔，根据观察研究，磨牙后孔发生的频率为 12~75%。根据 Motamedi 等人的报告，磨牙后孔的正常构造、位置以及异常的构造、位置得以确认[13]。磨牙后孔是由下颌孔附近的下颌管直接分支出来的构造，因此其构造与下颌管相似，其中的磨牙后神经多分布在磨牙后垫后部以及距离磨牙后孔 1~2 颗牙前方的牙龈中（图 5-18）。另外，由于磨牙后管中包含的动脉和静脉非常少，因此认为即便是造成损伤也不会引起大出血症状。全景 X 线片的磨牙后孔检测率非常低（<1%），由于磨牙后孔损伤造成的风险性非常低，所以并不需要使用 CBCT 来确认磨牙后孔的情况[13]。

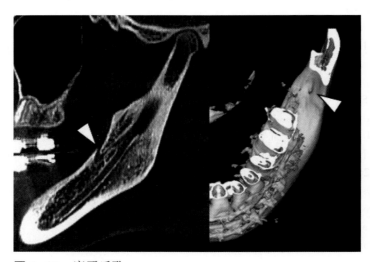

图 5-17　磨牙后孔

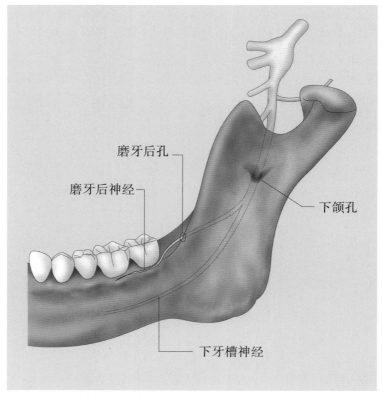

图 5-18　磨牙后神经（retromolar nerve）

术后管理

对于患有智齿冠周炎患者、削骨量大的患者或者由于类固醇导致免疫能力下降和糖尿病等基础疾病的患者，应使用抗生素。此外，需要根据患者情况投用非甾抗炎药（NSAIDs）和止痛药。

文　献

[1] Lee B, et al. Assessment of the proximity between the mandibular third molar and inferior alveolar canal using preoperative 3D-CT to prevent inferior alveolar nerve damage. Maxillofac Plast Reconstr Surg, 2015, 37(1):30.

[2] White paper on the management of third molar teeth. American Association of Oral and Maxillofacial Surgeons, 2016.

[3] Bouloux GF, et al. What is the risk of future extraction of asymptomatic third molars? A systematic review. J Oral Maxillofac Surg, 2015, 73(5):806–811.

[4] Rood JP, Shehab BA. The radiological prediction of inferior alveolar nerve injury during third molar Surgery. Br J Oral Maxillofac Surg, 1990, 28(1):20–25.

[5] 田中俊憲ほか. 下顎智歯と下顎管との位置関係に関する 3 次元 CT 画像によろ観察. 日口外誌, 2000, 46(5):251–261.

[6] Kipp DP, et al. Dysesthesia after mandibular third molar surgery:a retrospective study and analysis of 1,377 surgical procedures. J Am Dent Assoc, 1980, 100(2):185–192.

[7] Guerrero ME, et al. Can preoperative imaging help to predict postoperative outcome after wisdom tooth removal? A randomized controlled trial using panoramic radiography versus cone-beam CT. Clin Oral Investig, 2014, 18(1):335–342.

[8] 伊藤正樹ほか. 下顎智歯と下顎管の位置関係：CT による術前評価. 日口外誌, 1994, 40:148–154.

[9] Pell GJ, Gregory BT. Impacted mandibular third molars: classification and modified techniques for removal. Dent Digest, 1933, 39:330–338.

[10] Garcia AG, et al. Pell-Gregory classification is unreliable as a predictor of difficulty in extracting impacted lower third molars. Br J Oral Maxillofac Surg, 2000, 38(6):585–587.

[11] Kilic C, et al. The position of the mandibular canal and histologic feature of the inferior alveolar nerve. Clin Anat, 2010, 23(1):34–42.

[12] Behnia H, et al. An anatomic study of the lingual nerve in the third molar region. J Oral Maxillofac Surg, 2000, 58(6):649–651.

[13] Motamedi MH, et al. Anthropomorphic assessment of the retromolar foramen and retromolar nerve: anomaly or variation of normal anatomy? Int J Oral Maxillofac Surg, 2016, 45(2):241–244.

第 6 章

根尖周囊肿的开放式手术治疗

飯田昌樹

要　点

1. 诊断要点为"病灶牙一定处于失活状态"。

2. 对于大于牙冠尺寸的病灶，常选择手术治疗。

3. 如果囊肿靠近颏孔、下颌管、鼻腔和上颌窦，则需要通过 CT 进行仔细检查。

概　述

　　根尖周囊肿是慢性根尖周炎后继发在根尖部的囊肿，在侧方形成的囊肿称为牙周囊肿。根尖周囊肿占颌骨囊肿的 50% 左右，一定会发生在死髓的病灶牙，且多发生于恒牙。

　　X 射线检查结果显示为圆形透射影像且包含病灶牙的根尖。透射影的大小从牙冠大小到鸡蛋大小不等，但大的病变需要与牙源性角化囊肿和成釉细胞瘤等肿瘤性病变区别。有大型牙根囊肿时，除了病灶牙之外，邻牙也可能被病灶波及，这些邻牙通常是活髓牙。临床表现通常无症状，但也可能伴有感染和急性炎症。

　　本章详细介绍了根尖周囊肿的术前评估、根尖切除术以及囊肿摘除术（显微镜下的操作将在下一章详细介绍）。

术前评估

　　仅仅靠 X 线检查很难区分根尖周炎、根尖肉芽肿与小的根尖周囊肿。在根管治疗后没有改善的情况下，或者不能进行根管治疗的情况下，建议进行手术治疗。当病灶超过牙冠大小时，通常选择手术治疗。

　　手术治疗方法包括：①拔牙、囊肿切除术；②根尖切除术、囊肿切除术；③开窗术。方法①的适应证为病灶牙难以保留的情况；方法②的适应证为囊肿仅波及病灶牙牙根的 1/3 以下的情况，这时可以保留病灶牙。方法③的适应证为囊肿较大且非常接近上颌窦或下颌管的情况。如果对于较大的囊肿使用术式①或②并进行一期闭合，后期可能会形成血肿并可能发生感染，可能要频繁来医院进行处理，应将这一情况告知患者。实施拔牙与根尖切除术的时候，可以将囊肿与牙根的关系、牙松动度、牙周袋深度、牙槽骨吸收的程度综合考虑来决定是否保留病灶牙。

首先，术前一定要检查病灶牙的特征；其次，应该确认邻牙牙髓有无反应。对于较大的囊肿，要通过 CT 确定病变的范围。对于囊肿超过拇指大小的情况，囊肿波及上颌窦或下颌管的情况，或者由于囊肿有病变而进行根尖切除术的情况，需要在全身麻醉下进行手术。

术前评估时，如果出现以下六种情况则需要与牙源性角化囊肿和成釉细胞瘤进行鉴别：难以判断牙髓是否失活，失活的牙并不在病灶中央时，有多处颌骨囊肿的情况，根尖被吸收的情况，存在颊舌向的皮质骨隆起，存在羊皮纸样感的情况。

术　式

局麻下的手术术野最多能到前磨牙，使用内窥镜则可对磨牙的根尖进行切除。另外，需要在术前对根尖切除牙进行根管充填。手术中的逆向根管填充材料可使用 Super-EBA 或者 Super bond[1-2]。

【使用器具】

- 15 号手术刀片
- 无菌镊子
- 骨膜分离器
- 扁平拉钩
- 黏膜分离器
- 齿科口镜，微型口镜
- 刮匙，挖匙
- 手机（球钻、裂钻、金刚砂车针）
- 超声波洁牙器（根管倒充填专用工作尖）
- 根管倒充填材料（Super-EBA，Super bond 等）
- 根管充填（倒充填用）
- 持针器
- 缝合线（4-0 VICRYL® 等）

拔牙·囊肿切除术

当小型囊肿与重要的解剖部位距离较远，可以直接从拔牙窝内摘除囊肿时，则应先拔除病灶牙，再从拔牙窝剥离摘除囊肿，摘除过程中使用齿科用刮匙背部进行剥离，此术式只适用于囊肿腔。

如果囊肿较大，囊肿存在于尖牙和磨牙的深处且距上颌窦和下颌神经管较近时，不能盲目进行摘除操作，制作黏膜骨膜瓣以改善视野，这样更容易摘除囊肿。如有必要，可以进行去骨处理。

如果将囊肿分割摘除，剩下的囊肿可能会复发成为残留囊肿（图 6-1），因此应将囊肿全部去除，之后将黏膜骨膜瓣复位缝合，其中拔牙窝为开放性损伤。

根尖切除术

通常采用 Partsch 切口法（图 6-2）剥离黏膜骨膜瓣暴露下层。在牙周状况不佳，且囊肿

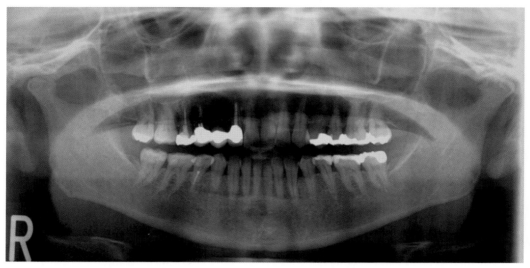

图 6-1　3|的残留囊肿

较大的情况下，如果想避免损伤上唇系带或下颌孔等解剖结构，则可采用Wassumund切口法（图6-3）以扩大手术视野。不论使用哪一种切口，制作黏膜骨膜瓣时，切口线始终需要在健康骨质上，同时保证骨膜切口的深度且不压伤骨膜。

参考X线片使用探针确认囊肿的位置，并去除囊肿正上方的骨质。需要注意：如果开窗时的窗口区域很小，则会产生不必要的倒凹，会导致残留病变组织和难以对根管进行逆向填充操作。随后使用齿科刮匙或黏膜分离器将囊肿剥离并整块移除。在某些情况下，牙根内侧的囊肿难以剥离，无法整块剥离，这时应使用挖匙充分搔刮囊肿腔。

牙根切除的范围应保持在最低限度，但也应彻底去除受到波及的牙质。使用球钻、裂钻、金刚砂车针、骨凿等，垂直于牙体长轴进行切除。囊肿摘除、根尖切除时需要注意不要伤及邻牙，还需要注意避免上颌窦的穿孔以及对下颌孔和下颌管的损伤。

用微型口镜确认根管切面后，用超音波洁牙器的根管倒充填专用工作尖沿根管预备倒充填根管窝洞。在确保根管的窝洞为3mm后，再用微型口镜检查是否存在管间峡部和牙折线，

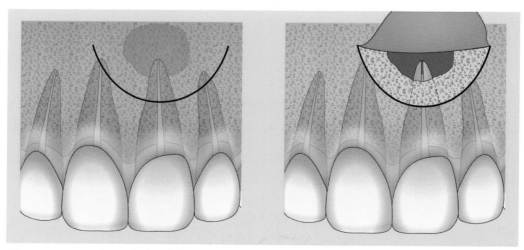

图 6-2　Partsch切口法需要保持切开线的顶端距离牙龈边缘5mm以上

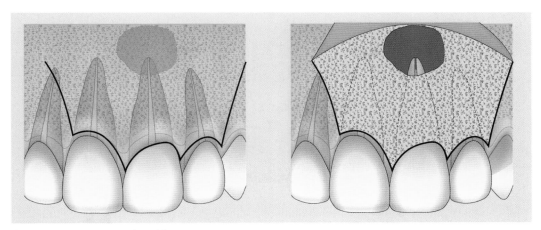

图 6-3　Wassumund 切口法

然后用 Super-EBA、Super bond 进行根管倒填充（图 6-4）。此时要及时止血，并充分注意避免血液对根管的污染，避免无效腔的存留，需要充分干燥根管。必要时，用金刚砂车针对剩余粘接剂进行去除（图 6-5）。

在充分清洗后对黏膜骨膜瓣进行复位缝合。

手术解剖

本术式可以对术野进行确认，可以对有可能被损伤的解剖学结构进行确认，如上颌窦、鼻腔、切牙管（鼻腭神经和蝶腭动脉）、颏孔（颏神经和颏动静脉）、下颌管（下牙槽神经和下牙槽动静脉）。这些解剖学结构与病灶的位置关系需要在术前进行把握。对于位置评价而言，CT 最为有效。

若上颌窦黏膜和鼻黏膜不慎损伤，则在黏膜穿孔处不可避免出现粘连，应注意防止骨碎屑、粘接剂等异物进入上颌窦，应完全闭合黏膜骨膜瓣，酌情给予抗菌药物。

术后管理

口腔 X 线片复查，可见愈合瘢痕，一些病例中虽然囊泡腔内并未能发现新生骨，只要感染或透射部位的图像没有放大的趋势，就不需要加以处理（图 6-6）。

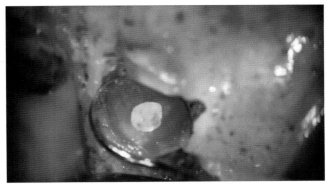

图 6-4　使用 EBA 粘接剂对根管进行逆填充（图片由坂上　齐提供）

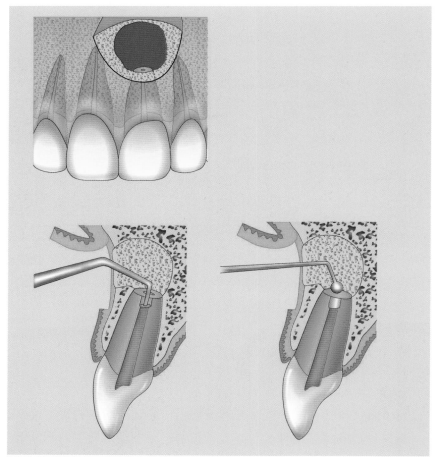

图 6-5　根尖切除术

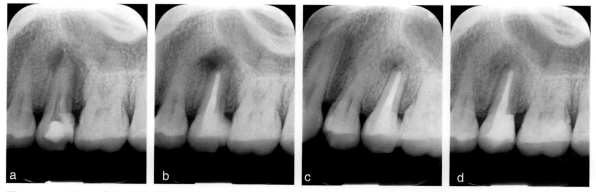

图 6-6　口腔 X 线片查看愈后（图片由坂上　斉提供）。a. 术前。b. 切根后。c. 3 个月后。d. 6 个月后

文　献

[1] Walivaara DA, et al. Super-EBA and IRM as root-end fillings in periapical surgery with ultrasonic preparation: a prospective randomized clinical study of 206 consecutive teeth. Oral Surg Oral Med Oral Pathol Oral Radiol Endod, 2011, 112(2): 258–263.

[2] Otani K, et al. Healing of experimental apical periodontitis after apicoectomy using different sealing materials on the resected root end. Dent Mater J, 2011, 30(4): 485–492.

第 7 章
显微根管外科

嘉村康彦

Chapter 7

要 点

1. 针对非手术根管治疗无法奏效以及相对复杂的病例，应使用根管外科治疗。对于根管治疗来说，在决定进行根管外科治疗前应先考虑非手术根管治疗。

2. 随着显微镜和超声波设备的引进，根管外科治疗的成功率被大大提高。有必要对使用显微镜和超声波设备的显微根管外科治疗（新的治疗方式）与不使用显微镜和超声波设备的根管治疗（传统治疗方法）进行区分。

3. 这种手术方式易损伤的解剖结构为上颌窦、下牙槽神经和颏神经。根尖周病与牙周病不同，牙周探查等临床评估较为困难，因此包括 CBCT 在内的图像分析是非常必要的。

概 述

根尖牙周炎与边缘性牙周炎相似，属于细菌或微生物感染症，顽固性根尖周炎的病因存在以下四个病因（图 7-1）：

①根管内微生物（intraradicular microorganisms），

②根外感染（extraradicular infection），

③异物反应（foreign body reaction），

④根尖周囊肿（ture cysts）。

在非手术根管治疗中，很难去除根管外感染和根管外异物，也很难治愈根尖周囊肿。当病因不是根管内源性感染时，传统的非手术性根管治疗很难奏效，这时需要使用根管外科治疗法。

根管外科治疗法的类型如下：

①切开引流（incision and drainage），

②开窗手术（trephination），

③根尖切除术（apicoectomy），

④再植术（intentional replantation），

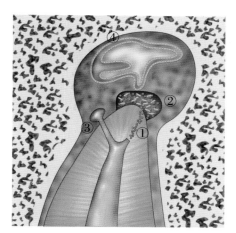

图 7-1 顽固性根尖周炎的病因

⑤自体牙移植术（auto transplantation），

⑥牙根切除术（root amputation），

⑦牙根分割拔除术（hemisection，trisection），

⑧分根术（Root Separation）。

本章将重点介绍根尖切除术。

近年来，随着仪器和术式的进步，根尖切除术的成功率得以提升。在根尖切除术中，使用显微镜扩大切除部位，用超声波仪器反向预备根管，并使用具有生物相容性和封锁特性的材料进行根管逆充填，如 Mineral Trioxide Aggregate（MTA）。根据 Setzer 等人的系统性评价：传统根尖切除术的成功率为 59%，而改进后根尖切除术的成功率为 94%，成功率明显更高 [1]。下文将对改进后根尖切除术的术前评估和具体术式进行讲解。

术前评估

非手术根管治疗可治愈或预防 60%~90% 的根尖周炎。对于常规非手术根管治疗无法治愈的病例，通过显微镜进行根管外科治疗可治愈 96%~99% 的根尖周炎病例。

根管外科治疗的适应证为非手术根管治疗难以根治的根尖周病，也用于怀疑会出现难以去除的桩、断裂的器械和台阶（ledge）、根管阻塞、根尖偏移、存在根管治疗失败的病史、垂直型根折的情况。根尖切除术是也适用于非手术牙髓治疗不能提供良好预后的情况（图 7-2）。

近年来，不仅要掌握根管的解剖结构，还要掌握上颌窦、下牙槽神经和颏孔的解剖学结构来防止术后并发症的发生。建议术前通过 CBCT 进行三维评估。

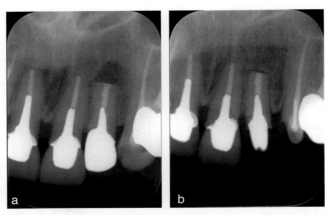

图 7-2 对在其他医院根尖切除后复发的病例再次进行根尖切除术（图片由坂上　斉提供）。a. 术前。b. 术后

术　式

手术时显微镜的使用时机取决于医生的临床经验和技术，但以下环节应使用显微镜：骨量去除、根尖切除、根管倒预备和填充。

【使用器具】

● 口腔显微镜

- 15 号手术刀或 12 号手术刀
- 骨膜分离器
- 拉钩
- 牙龈镊子
- 刮匙
- 高速仰角涡轮手机
- 裂钻
- 小型牙科探针
- 小型口镜
- 根管充填器（逆向充填用）
- 持针器
- 手术用剪刀

皮瓣设计（切开线）

手术过程中的软组织管理对于术后美学和功能性的恢复来说极为重要，至少有两点需要考虑：皮瓣设计与缝合。

在根管外科治疗中，由于需要直接对牙槽骨和牙根进行治疗，因此要将黏膜骨膜瓣作为全层瓣进行皮瓣剥离（很少只应用部分层瓣）。为了促进游离软组织和非游离软组织的良好血液循环，常选择以下四种切口设计。所有切口的设计都应跨越骨缺损。

（1）沟内切口（Intra-sulcular incision，图 7-3a）

采用沟内切口时，整个牙根暴露在外，可以仔细检查牙根的情况[2]，但可能伴有术后牙龈退缩和牙龈形态异常[3]。

（2）牙龈边缘切口（Submarginal incision，图 7-3b）

牙龈边缘切口也称为 Oschenbein-Luebke technique，是一种扇贝式切口方法，这种切口需要至少 2mm 的附着龈，且不用暴露颈部 1/3 牙根[2]。扇贝状的切口界面可作为复位时的标志指引，因此较为推荐[4]。

（3）半月形切口（Semilunar incision，图 7-3c）

在牙槽黏膜做切口，牙根暴露控制在最小范围内，但是很难看清视野，目前在临床根尖切除术中不常使用[2]。

（4）龈乳头基部切口（Papilla-based incision，图 7-3d）

该切口是沟内切口的一种修改切口，在暴露整个牙根同时保留牙间乳头。

纵向切口与水平切口线相连接，其中一个纵向切口为三角皮瓣（triangular flap，图 7-4a）；另外一个为矩形或梯形瓣（rectangular or trapezoidal，图 7-4b），矩形瓣切开时的纵横向长度比推荐为 2∶12[2]。为避免破坏血供，建议纵向切口应与血管走向平行（图 7-5）。

剥　离（图 7-6）

在确认到达骨面后，为接近和暴露病灶要进行剥离操作。如上所述，在根管外科治疗中

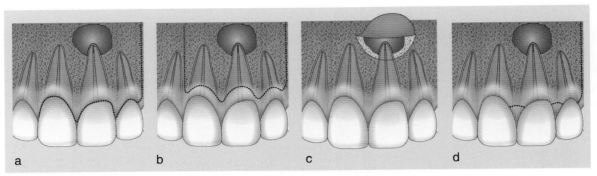

图 7-3 切口。a. 沟内切口。b. 牙龈边缘切口。c. 半月形切口。d. 龈乳头基部切口

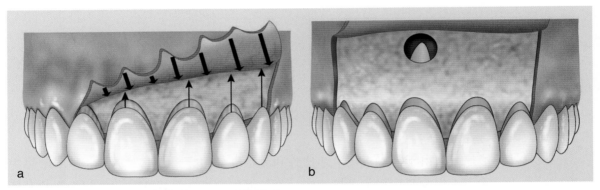

图 7-4 纵向切口。a. 三角皮瓣。b. 矩形或梯形

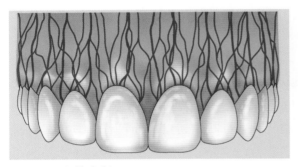

图 7-5 血管走行

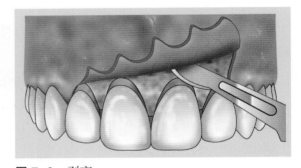

图 7-6 剥离

需要确认骨面，故而要对全层瓣进行剥离。

如果存在窦道，则在掀开皮瓣时需要用手术刀分离病灶与皮瓣。在使用手术刀的过程中，可以轻微地对皮瓣施加张力，以免刺破未分离状态下与皮质骨平行的皮瓣组织。

去 骨

去骨的目的是暴露及检查根尖。在注水冷却的同时使用旋转工具进行去骨。如果病变未穿透皮质骨而难以判断病灶位置的情况下，通过 X 线片观察估测牙根长度并确定去骨部位（图 7-7）。如果出现像下颌磨牙这种病灶部位距离皮质骨有一定距离，且难以掌握病灶位置的情况时，应首先取出皮质骨，在同一部位放置 Caviton® 等 X 线阻射性材料，并拍摄 X 线片，这样容易掌握病灶部位。

据研究表明，最小限度的骨去除具有更好的治疗结果[5]，实际上半径为 5mm 的骨窗足以进行的逆向根管预备和填充。去骨时，显微镜的放大倍数应为最小倍数。此外，如果使用带角度的手机，能更好确保视野范围（图 7-8）。

根尖切除术（图 7-9）

使用高速涡轮手机进行根尖切除术[6]，同时应提供足够的冷却以防止骨灼伤。Block 等提出：应对根尖 3mm 进行切除以去除大部分根尖三角区[7]。与此相对，Weller 等则认为在上颌第一磨牙颊侧根处需要将根尖切除 4mm 至管间峡部以暴露牙髓[8]。根尖切除时需要通过临床

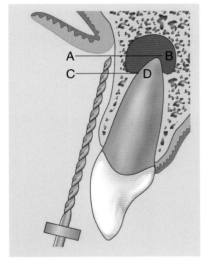

图 7-7　决定去骨部位

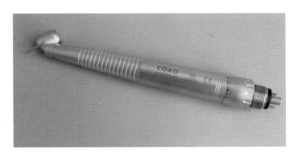

图 7-8　带角度的手机

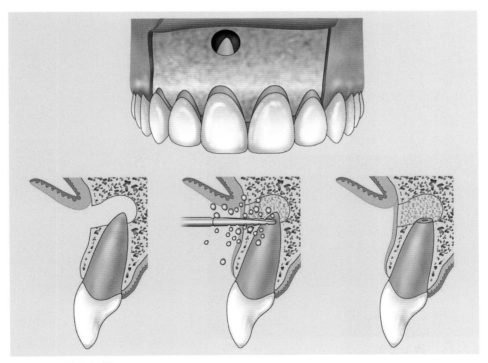

图 7-9　根尖切除

检查，从根管孔外部的生物膜和肉芽组织的形成来判断切除的部位。一般情况下根尖切除术的切除长度至少需要3mm。

在传统治疗中，推荐在根管切除术中赋予洞缘角度，但在现在的治疗中不建议这样做。改进后的治疗术因显微镜和超声波仪器的引入使得在没有角度的情况下也能确保根尖切除术的术野。如果一旦形成角度可能会导致舌侧（腭侧）的根管被忽略，并有可能导致牙本质管暴露，增加术后感染的风险[9]。

根管倒预备（图7-10）

在根尖切除后，显微镜调至最大倍数或接近最大倍数，切割面用亚甲基蓝染色（图7-11），确认完无根折、管间狭窄和漏看根管等情况后[10]，进行反向预备3mm根管[11]。

反向根管形成应使用专用的超声波工作端进行。此时，在确认冠根关系的同时，以显微镜最小倍数进行逆根管预备，以免破坏根管形态。

根管倒充填（图7-12）

传统方法为使用汞合金进行根管倒充填，但从生物相容性、边缘封闭性及充填后对牙根

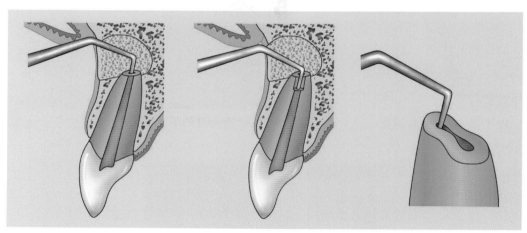

图7-10 根管倒预备

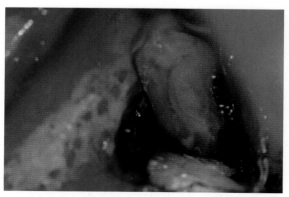

图7-11 逆上颌第一磨牙近中颊侧根的亚甲基蓝染色（图片由川勝齿科医院田中利典提供）

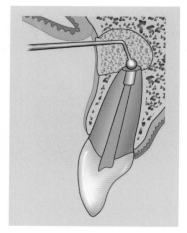

图7-12 根管倒充填

的影响等角度来看，并不推荐使用汞合金。近年来，以 MTA 为主的硅酸钙类填充材料逐渐成为根管倒充填材料的首选。MTA 是一种在潮湿状态下会变硬的填充材料，所以有被血液浸润硬化的风险，故而需要对骨表面和皮瓣进行止血，并使用 Stropko® 注射器在根管倒预备后进行干燥充填（图 7-13）。在根管倒充填后，用无菌棉球擦拭去除牙根表面多余的充填材料，必要时用车针处理切割面。

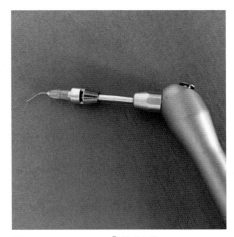

图 7-13　Stropko® 注射器

缝　合

皮瓣应准确复位，并赋予适当的缝合张力以免干扰血液循环。应使用尽量细的缝合针如 6-0 或 8-0 以尽量减少组织损伤。缝线应在 48~96h 内拆除 [2]。

手术解剖

参考第 6 章。

术后管理

为了尽可能防止术后感染和疼痛，必要时开具抗生素和镇痛药（NSAIDs）。

文　献

[1] Setzer FC, et al. Outcome of endodontic surgery: a meta-analysis of the literature-part 1:Comparison of traditional root-end surgery and endodontic microsurgery. J Endod, 2010, 36(11): 1757–1765.

[2] Velvart P, Peters Cl. Soft tissue management in endodontic surgery. J Endod, 2005, 31(1): 4–16.

[3] Kramper BJ, et al. A comparative study of the wound healing of three types of flap design used in periapical surgery. J Endod, 1984, 10(1): 17–25.

[4] Vreeland DL, Tidwell E. Flap design for surgical endodontics. Oral Surg Oral Med Oral Pathol, 1982, 54(4): 461–465.

[5] Barone C, et al. Treatment outcome in endodontics: the Toronto study-phases 3,4, and 5: apical Surgery. J Endod, 2010, 36(1): 28–35.

[6] Nicoll BK, Petens RJ. Heat generation during ultrasonic instrumentation of dentin as affected by different irrigation methods. J Periodontol, 1998, 69(8): 884–888.

[7] Block RM, et al. A histopathologic, histobacteriologic, and radiographic study of periapical endodontic Surgical specimens, Oral Surg Oral Med Oral Pathol, 1976, 42(5): 656–678.

[8] Weller RN, et al. Incidence and position of the canal isthmus. Part 1. Mesiobuccal root of the maxillary first molar. J Endod, 1995, 21(7): 380–383.

[9] Tidmarsh BG, Arrowsmith MG. Dentinal tubules at the root ends of apicected teeth: a scanning electron microscopic study. Int Endod J, 1989, 22(4): 184–189.

[10] Cambruzzi JV, et al. Methylene blue dye: an aid to endodontic surgery. J Endod, 1985, 11(7): 311–314.

[11] Mattison GD, et al. Microleakage of retrograde amalgams. J Endod, 1985, 11(8): 340–345.

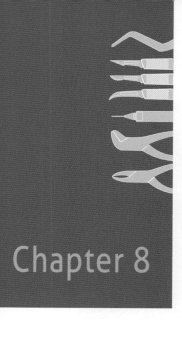

第8章

牙周手术治疗

築山鉄平

要　点

以去除或减少牙周袋为目的的"减法"牙周手术治疗

1. 牙周非手术治疗与手术治疗的主要区别在于能否尽可能接近治疗目标。

2. 正确认识以下内容：牙周附着水平治疗（改良 Widman 翻瓣术）和切除疗法的优缺点、适应证和手术方法。

3. 创伤愈合过程属于自我修复，因此牙周手术治疗与正常牙周组织相比附着力较弱。手术后可能会发生牙龈生理形态损伤，因此应将其视为容易发生菌斑堆积的高风险部位去处理。

以牙周组织再生为目的的"加法"牙周手术治疗

1. 理解形态缺陷的再生治疗所拥有的愈合潜力。对于三壁和两壁性垂直骨缺损来说再生治疗具有非常好的愈合倾向。

2. 牙周组织再生治疗大致分为两类：一类为使用生物膜形成膜屏障来阻断上皮和纤维组织向下生长，膜屏障的下方诱导牙周膜细胞再生的物理性引导性组织再生术（GTR, Guided Tissue Regeneration）。另一类方法是借助生物学上的生理活性物质，如骨移植物、Emdogain®（以 Enamel matrix protein 釉基质蛋白为原材料的生物制剂）等生长因子的促进诱导构成牙周组织的细胞再生，又称为生物学牙周组织再生术。两者都可以增加附着水平、减轻牙周炎，其中 GTR 的技术灵敏度更高。

3. 与以去除牙周袋为主要目的的手术不同，皮瓣设计一定要最大限度地保留软组织，始终要留意和保留牙间乳头部分。

以恢复牙周组织生理形态为目的的牙周手术治疗

1. 要熟知可以预测根面覆盖治疗可行性的 Miller 分类。

2. 了解游离龈瓣移植术的适应证。

3. 准确了解腭侧（供体组织）和受植侧的解剖学特点。

以去除或减少牙周袋为目的的 "减法" 牙周手术治疗

概　述

在以去除或减少牙周袋为目的的 "减法" 牙周手术治疗中，有牙周附着水平治疗和切除疗法，其目的为：

- 在可视条件下清洁 / 清创以消除炎症；
- 减少或清除导致感染的牙菌斑附着的区域，尤其是牙周袋；
- 去除已发生病变的组织；
- 重建牙龈边缘的牙周组织生理形态。

术前评估

愈合机制和愈合期

软组织完全愈合需要 2~3 个月。据研究，进行根向复位瓣术时，生物学宽度的恢复和牙龈边缘尺寸变化的稳定需要 6~12 个月的时间。因此，要根据手术后是否需要修复、修复上下缘的情况，以及美观性等角度来确定愈合期。

术前管理及注意事项

- 确认全身状态以及内服药的变化。
- 手术前一天的充足睡眠，调整好状态去医院。
- 活动方便，轻便的衣服就诊。
- 尽量避免使用粉底和口红等化妆品，对口腔周围区域进行消毒和清洁。
- 保持口腔清洁，PCR 的值需要保持在 10% 以下。
- 为防止低血糖，需要进食易消化的食物。
- 如同往常一样服用药物。

可以将以上注意事项制作为一份的术前注意事项和预防措施清单提供给患者。

术　式

图 8-1 显示了牙周外科手术中常用的器械清单。

手术当天需要确认的项目

- X 线片是否更新；
- 口服药物的确认；
- 药物过敏史的再次确认；
- 饮食的确认；
- 手术当天再次对一般病史和身体状况进行确认；
- 确认是否服用口红还有粉底；
- 血压测量；
- 再次告知手术相关风险；

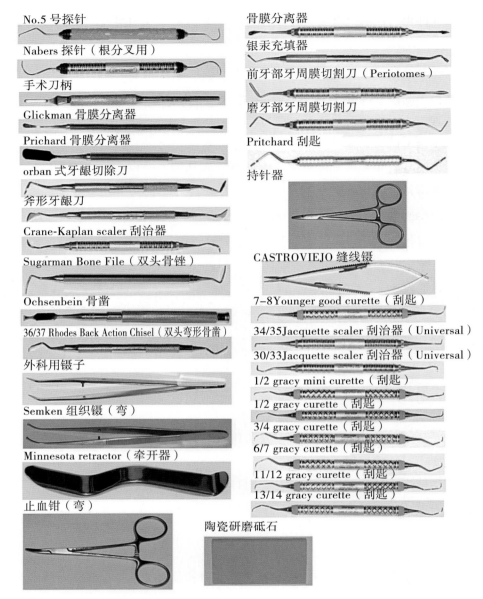

图 8-1　牙周外科手术中常用的器械清单

- 患者进行知情同意签字。

牙周附着水平治疗

彻底清除积聚在牙根表面和牙周袋内的细菌和污染物。这样做是为了去除牙龈软组织并促进软组织在牙根表面的附着[1]。

治疗方法包括牙周刮治、切除附着手术法（excisional new attachment procedure，ENAP）、皮瓣清创术（flap debridement）和改良 Widman 翻瓣术（modified widman flap，MWF）。牙周刮治与切除法不同，牙龈瓣的根尖侧不会移动，原则上也不对牙槽骨进行整形或切除。因为不对牙龈瓣的厚度进行控制，所以生物厚度比平均值较厚，附着量也随之增加。

虽然治疗皮瓣清创术在牙根尖方向上建立了较弱的结缔组织附着，牙冠侧形成了较长的上皮性附着，但是削弱了防御机制。此外，可能会残留约 4mm 的牙周袋，因此口腔卫生护理需要比平时更加谨慎，以防止深牙周袋的复发。下文将重点介绍改良 Widman 翻瓣术。

【改良 Widman 翻瓣手术】（图 8-2，图 8-3）

虽然牙周外科手术种类繁多，但改良 Widman 翻瓣手术已经被确立为标准牙周外科手术。该手术的目的是去除龈下感染并使之光滑，与其说是去除牙周袋，不如说是尽可能地保存和"修复"（牙龈结合上皮附着）牙周组织。

适应证：适用于所有类型的牙周炎，尤其是当牙周袋深度为 5~7mm 时。

禁忌证：几乎没有。

优点：切口较小，可进行一期闭合，美观受损较小，牙根面暴露少。

缺点：牙周袋易复发，骨缘下存在缺损的情况下不能完全消除牙周袋，牙间容易出现牙凹坑状磨损且难以控制牙菌斑。

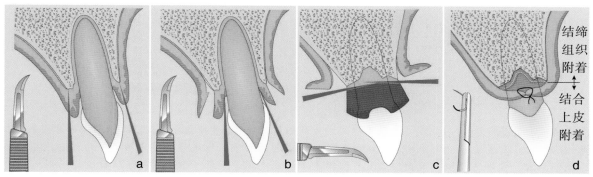

图 8-2　改良 Widman 翻瓣手术。a. 第一次的切口应距牙龈缘 0.5~1.0mm 处，朝牙槽骨方向进行切开。b. 将全层瓣从骨面剥离 2~3mm，之后对牙龈沟进行切开作为第二切口。c. 在牙槽骨上部做一个水平切口作为第三个切口。去除上皮和肉芽组织，进行并进行洁牙和根面平整术使牙根根面光滑。将皮瓣恢复原位并用缝合线缝合。d. MWF "修复"结缔组织附着和结合上皮附着并使之愈合

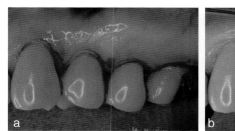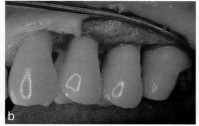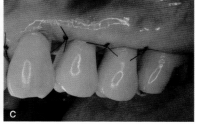

图 8-3　改良 Widman 翻瓣手术。a. 对于扇形切口来说，因为存在小回刃，因此应使用 No.12d 号刀片。因最终切口要到达骨面，所以应使用 No.15c 或 orban 式牙龈切除刀。使用尖端中等厚度的骨膜剥离器（如 Glickman 骨膜分离器）从牙间乳头剥离全层瓣膜。b. 彻底去除肉芽组织（Younger good 刮匙，McCall 刮匙）和进行洁牙根面平整术（gracy 刮匙）。c. 用 5-0 丝线或单丝缝线进行简单缝合

切除疗法

切除疗法包括牙龈切除术、根向复位瓣术和骨外科（截骨、骨整形）。上述牙周附着水平治疗的目的是在对牙龈缘不进行切除的情况下将牙龈瓣复位到根面以获得较长的结合上皮附着。切除疗法的目的是将牙龈边缘进行薄切后来控制牙龈瓣的厚度，使龈瓣的厚度是牙龈

生物学厚度的最小限度，以此消除牙周袋，并将结合上皮附着的宽度控制在最小的范围内。牙龈切除术是去除骨缘上的假性牙周袋或真性牙周袋，包括根向复位瓣术和骨外科在内的切除治疗目标是轻中度龈下牙周袋（图8-4）。

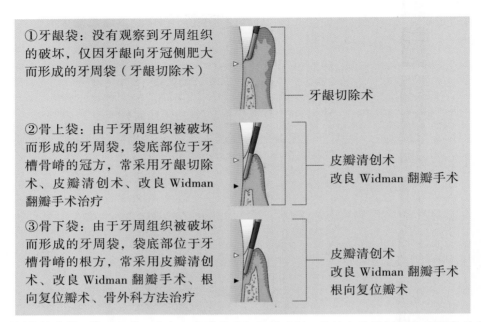

①牙龈袋：没有观察到牙周组织的破坏，仅因牙龈向牙冠侧肥大而形成的牙周袋（牙龈切除术）
—— 牙龈切除术

②骨上袋：由于牙周组织被破坏而形成的牙周袋，袋底部位于牙槽骨嵴的冠方，常采用牙龈切除术、皮瓣清创术、改良Widman翻瓣手术治疗
—— 皮瓣清创术 改良Widman翻瓣手术

③骨下袋：由于牙周组织被破坏而形成的牙周袋，袋底部位于牙槽骨嵴的根方，常采用皮瓣清创术、改良Widman翻瓣手术、根向复位瓣术、骨外科方法治疗
—— 皮瓣清创术 改良Widman翻瓣手术 根向复位瓣术

图8-4 牙周袋的分类。①牙龈袋：没有观察到牙周组织的破坏，牙龈向牙冠侧肥大而形成的牙周袋（牙龈切除术）。②骨上袋：由于牙周组织被破坏而形成的牙周袋，袋底部位于牙槽骨嵴的冠方，常采用牙龈切除术、皮瓣清创术、改良Widman翻瓣手术治疗。③骨下袋：由于牙周组织被破坏而形成的牙周袋，袋底部位于牙槽骨嵴的根方，常采用皮瓣清创术、改良Widman翻瓣手术、根向复位瓣术、骨外科方法治疗

【根向复位瓣术 + 骨外科】（图8-5）

适用于不严重的广泛性牙周炎。目的是将牙周袋的深度减少到0~2mm。可以使牙龈退缩，有可能达到完全健康的状态。如果要想取得一定的效果，需要极其谨慎地去辨别适应证。对于相对较轻的牙槽骨缺损，通过将骨外科与根向复位瓣术相结合可以将愈合后的牙槽骨和牙龈形态矫正为更健康的生理形态。术式可用于临床牙冠延长。

适应证：同时治疗多颗牙存在牙槽骨缺损的广泛性牙周炎的情况，牙槽骨缺损需要进行骨外科手术，周围牙周组织形态干扰了牙菌斑抑制的情况，以美学和功能性恢复为目的的牙冠延长术。

禁忌证：美学案例中，需要向患者解释术后牙间乳头退缩的可能性。

优点：牙周袋残留较少，易于口腔卫生管理。

缺点：术后疼痛，附着损失大，牙根暴露（美观、过敏和根面龋的风险），手术较为困难。

【骨外科手术的原则】[2]

- 对实施骨外科的区域的全层瓣进行展开。
- 牙槽骨顶预测切开（Crestal Anticipation）。
- 骨成形术（Osteoplasty）：支持牙槽骨以外的去骨。

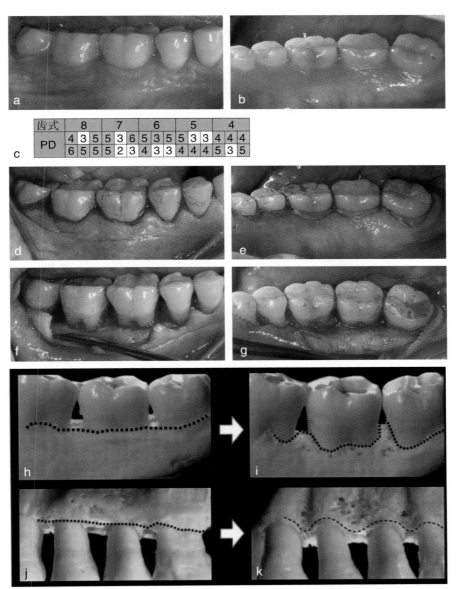

齿式	8			7			6			5			4		
PD	4	3	5	5	3	6	5	3	5	5	3	3	4	4	4
	6	5	5	5	2	3	4	3	3	4	4	4	5	3	5

图 8-5　根向复位瓣术＋骨外科。a~c. 患者男性，50 岁，7̄~4̄初期治疗结束后，炎症消退，残存 4~6mm 的牙周袋，术前的状态为牙槽骨存在轻度的水平吸收且7̄的近中根面粗糙。d、e. 颊侧的角化牙龈较少，从牙龈边缘到牙槽嵴顶做切口。使用 No.15c 和 No.12d。用薄切法对牙间乳头做切口使皮瓣变薄。浸润麻醉时进行牙槽骨探测，以确定骨位置、牙周袋深度和角化牙龈的量，从而决定切口到牙龈边缘的距离。舌侧的角化牙龈较多，因此在距龈缘 0.5~2.0mm 处做一个扇贝形内斜切口。在切口内做龈内切口，并将软组织与牙根分开。在牙间乳头处通过薄切（thinning incision）来控制皮瓣的厚度。如果是上腭的腭侧，则可以忽略角化龈的厚度。f、g. 使用骨膜去除器从膜龈联合（MGJ）对冠侧剥离瓣膜，当超过 MGJ 时，将皮瓣转换为半厚瓣，使用 CK-6、Pritchard 刮匙、Younger good 刮匙、gracy 刮匙等用具去除牙龈皮瓣。牙间牙槽骨与边缘骨同等高度并显示有牙间凹面结构。此外，也观察到骨隆起。h~k. 左图是牙间凹面结构（Negative Architecture）。牙槽间隔的骨水平与周围骨和牙根位于同一水平。因为并非为正常的生理形态，往往会影响可清洁性。在右图中的牙间凸面结构（Positive Architecture）牙槽间隔的骨水平对比周围骨向牙冠方向凸起。呈现生理学结构：扇贝抛物线形。i、m. 使用高速涡轮牙科手机与 No.6，8 碳钢球钻与修饰形态的金刚砂车针，使牙槽骨形态尽可能修饰为凸面结构。骨凿和骨锉进行细微的修正。n、o. 使用 5-0 铬肠线（3/8，P3 针），用简单的垂直褥式缝合将牙龈瓣沿牙根方向移动，在牙根部缝合时进行骨膜缝合来固定牙龈瓣。p、q. 术后 1 年零 7 个月，状态保持良好

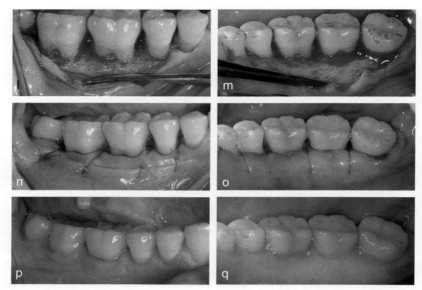

图 8-5（续）

适应证：颊舌侧骨的骨边缘增生，骨隆起、骨缘下缺损、轻度根分叉病变。

● 骨切除术（Ostectomy）：去除支持牙槽骨。

适应证：支持骨过量、无美学和解剖学影响、非生理性水平骨缺损、轻度根分叉病变。

牙周组织基础解剖结构

牙周组织由四种类型的组织组成：牙龈、牙槽骨、牙周膜和牙骨质。这是根据组织的解剖特征命名的。此外，结缔组织胶原纤维已渗入牙槽骨上牙根表面的牙骨质中，并且建立了牢固的黏附（图 8-6）。

牙槽嵴顶附近牙根牙骨质与牙龈的附着点部位称为"结缔组织附着点"，位于牙冠侧牙釉质上的附着部位称为"上皮附着点"。这两种软组织附着的总长度称为"生物学宽度"，而结缔组织附着长度为 1.07mm，上皮附着为 0.97mm，总计为 2.04mm，即平均值约为 2mm（图 8-7）。与牙龈沟平均 0.69mm 的宽度相加约 2.73mm，所有宽度相加约 3mm，该数值也常在临床中作为指标，但应注意牙龈沟不是附着的一部分。

牙周组织的愈合被认为是生物学上"人体最复杂的愈合过程"[1]。例如，当用刀切割皮肤时，只有上皮组织的愈合起到主导作用。牙周组织分别有四种不同的组织以各自的愈合速度恢复牙周的原始形态。

进行牙周外科手术时发生的愈合机制在临床上大致分为以下愈合类型（图 8-8）。

（1）修　复

修复指本身的正常组织形态和功能遭到影响，创伤和缺损的部位恢复到原始状态的过程，如长结合上皮附着是可实现的再生治疗的愈合。

（2）新附着

新附着指病理性的牙根面暴露与结缔组织之间形成新的结合，也就是牙周膜纤维插入新生牙骨质，如良好的再生治疗的愈合。

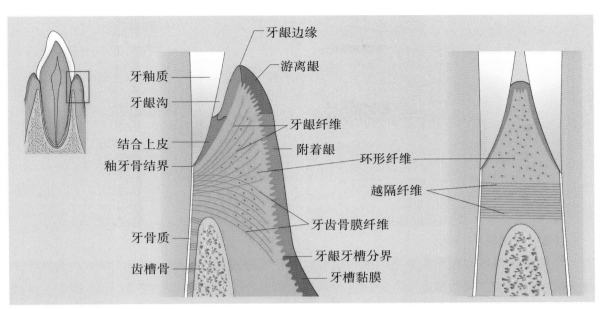

图 8-6　牙龈胶原纤维不规则随机分布，但一些有明确走行方向的胶原纤维形成纤维束结合在一起。①牙龈纤维：从牙槽骨上部的牙根面牙骨质开始呈扇形扩散进入游离龈的一组纤维。②环形纤维：在游离龈中运行并环绕牙齿的一组纤维。③越隔纤维：在邻牙间、牙骨质之间走行的一组纤维。④牙齿骨膜纤维：与②相同，纤维都被牙骨质所固定，但纤维的另一端伸入附着龈

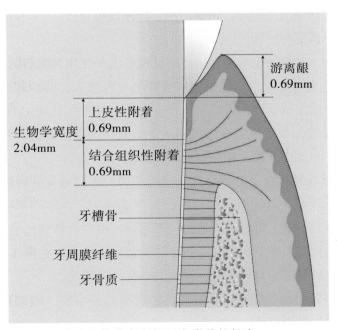

图 8-7　形成生物学宽度的两类附着的长度

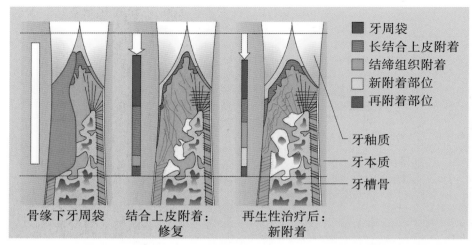

图例：
- 牙周袋
- 长结合上皮附着
- 结缔组织附着
- 新附着部位
- 再附着部位

— 牙釉质
— 牙本质
— 牙槽骨

骨缘下牙周袋　　结合上皮附着：　　再生性治疗后：
　　　　　　　　　　修复　　　　　　　新附着

图 8-8　创伤愈合（资料来源：Schroeder, 1993, Polsen, 1986, karring, 1988）

（3）再附着

结缔组织与残留在牙根表面的活性成分（牙骨质和残存牙周膜）的再联结，不会发生上皮附着的再附着。通常情况下，上皮是由基底细胞层产生的新生细胞构成，如牙根面与牙龈结缔组织之间切口的再结合。

四种牙周组织中愈合速度最快的为上皮组织，基本上所有的牙周愈合模式为修复。

术后管理

- 处理当天，冰敷患处，将冰块放入塑料袋中并加入少量水，用薄毛巾或者厨房用纸将其包好敷在脸颊上，并且避免过度压迫。用保冷剂替代冰块也可以。
- 术后正常的日常生活没有问题。
- 进食尽量保持清淡，避免过度辛辣和过度酸性以及大量使用调味料的食物。
- 食用营养果冻饮料也有可以，但如果使用吸管等口内吸入，则口腔会变成负压环境并对伤口产生影响，尽可能使用勺子食用。
- 对于伤口的卫生管理，在拆线完成之前不能进行直接的器械清洁。对于非手术部位，手术次日可开始正常刷牙和使用牙线，但注意不要接触伤口。
- 很多医生有以预防为目的而过度使用抗生素的倾向。术后通常并不需要使用抗生素。仅止痛药和漱口水就可以。
- 如果患者或医生感到不安，可每 3 天进行一次回访，通常在拆线时进行回访就足够。
- 如果想要更牢固地固定组织，使用 coe-pak 敷料来稳定伤口。在拆线之前使 coe-pak 保持正常状态。如果在拆线后没有能自然脱落，则通过医疗手段取出。
- 做张力切口时，可能会出现内出血和肿胀的情况而看到瘀伤，因此要提前告知患者发生这种情况的可能性以减少患者焦虑。
- 拆线时间为术后 1~2 周，再生治疗的情况下可以分为 2 次。
- 对于有吸烟史的患者，需要告知患者吸烟导致的感染可能对伤口造成影响。

以牙周组织再生为目的的"加法"牙周手术治疗

概　述

如上所述，皮瓣手术基本上遵循以长结合上皮附着为修复中心的修复愈合原则。这是因为上皮愈合的速度远远快于其他组织。

Nyman 在动物研究中发现如果物理阻断上皮对创伤部位的侵入，则可以诱导结缔组织、牙骨质、牙周韧带等组织进入伤口。Nyman 于 1982 年在因重度牙周病而导致的拔牙治疗的下颌前牙处放置带有微孔过滤器（Millipore filter）的醋酸纤维素膜（Cellulose Acetate membrane）以抑制上皮的根面生长，3 个月后实施拔牙并进行组织学评价。与 Nyman 的研究的设想相同：新生牙骨质和新生牙周膜的再生在患有牙周病的牙根周围被确认。这种使用膜（屏障膜）的再生疗法被称为牙周引导组织再生法（guide tissure regeneration，GTR）。

Heiji 于 1997 年 [7] 发表了不使用屏障膜的牙周再生法，手术的主要方法是用骨移植和生物活性物质促进牙周组织再生。釉基质蛋白（enamel matrix derivative，EMD）作为促进牙周组织再生的生物学活性物质的代表被广泛应用。

将幼猪牙胚中提取的牙釉基质蛋白放置在牙周缺损处来抑制上皮细胞向下生长，诱导牙骨质从缺损底部延伸至牙根面来促进牙周组织再生。这一方法适用于两壁或三壁型垂直骨缺损（图 8-9）。据报道，术后一年牙周组织附着水平的增加量和牙周袋深度的改善效果与 GTR 疗法几乎相同。

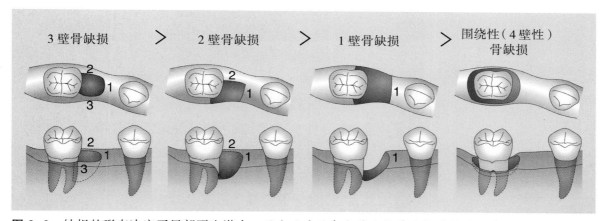

图 8-9　缺损的形态决定了局部再生潜力。再生治疗的愈合潜力按骨缺损的排列顺序增加，3 壁型 >2 壁型 >1 壁型 > 环绕（4 壁）型骨缺损

术前评估

愈合机制和愈合期

根据伤口愈合的原则，上皮附着的建立需要 2 周左右的时间，结缔组织的修复大约需要 8 周时间完成，术后 8 周左右使用牙周探针进行牙周检查。在临床实践中，根据各种再生治疗的临床研究，笔者推荐牙周探针检查的等待期为 6~12 个月。每 3~6 个月进行一次 X 线的检查。

术前处理及注意事项

术前处理按上述"减法"治疗为基准，需要注意以下事项。

● 对于涉及移植的手术，最好在手术前 1h 服用术前抗生素。一般口服 2g 阿莫西林，8 个（每个 250mg）胶囊对于患者来说可能量比较大，在让患者服用前一定要将原因和注意事项告之患者。如果患者对青霉素或头孢类抗生素过敏，则可替换为克林霉素 600mg。

术　式

手术当天需确认的项目

术前处理按上述"减法"治疗为基准，需要注意以下事项。

术前是否已服用抗生素。

是否对松动牙进行了咬合调整，或者进行了牙齿的固定。

牙周引导组织再生法 + 骨移植（图 8-10）

缺陷形态为完全不能形成空间的 0 壁型骨缺损，但是对于使用屏障膜来说需要足够的再生空间。尽管可吸收性膜的使用很常见，但应优先使用不容易被皮瓣的压力所破坏的不可吸收性膜来限定再生组织的形态。

在距膜放置部位 2~3mm 处做一个切口。切口的位置是根据术前预想的缺损位置以及屏障

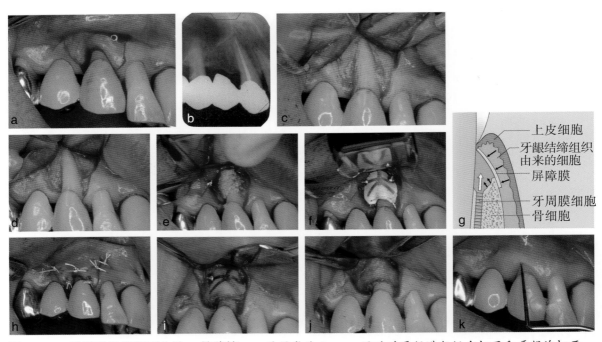

图 8-10 牙周引导组织再生法 + 骨移植。a. 牙周袋为 9mm。同时对牙龈进行纵向切开和牙龈沟切开，使之形成蒂状瓣。b. X 线片中，未发现近远中向的垂直性骨缺损。用 EDTA（2min）或者是磷酸（10s）的根面处理效果显著。c. 对皮瓣进行全层剥离。颊侧的骨吸收到达根尖处。d. 对牙根进行刮治和根面平整术，使牙根表面光滑。e. 移植骨。f. 固定属于不可吸收性膜的 e-PTFE，防止愈合过程中牙龈上皮或牙龈结缔组织向牙根面的延伸和接触。g. 屏障膜放置后的愈合模式图。h. 对皮瓣骨膜减张切开后进行一期闭合。i. GTR 三个月后，因为需要去除屏障膜，所以将皮瓣进行剥离。j. e-PTFE 取出后，确认膜下有新生骨样组织形成。k. 术后一年后，成功将牙周袋控制在 2mm 以内

膜的设计来确定的。取膜至少要等 4~6 周。如果能够维持一期闭合的稳定性，延长愈合期也没有问题。

釉基质蛋白 + 骨移植（图 8-11）

清洁根面后，进行酸蚀，并用生理盐水彻底冲洗后使用釉质基蛋白涂抹表面。

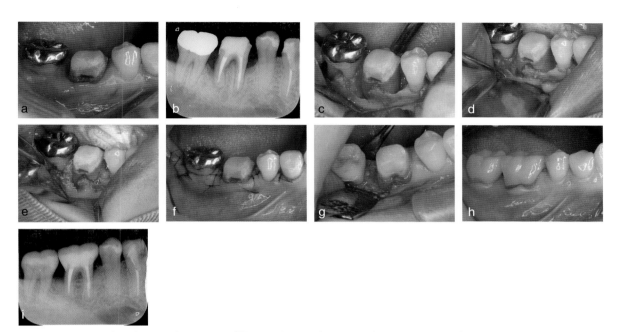

图 8-11　釉基质蛋白 + 骨移植。a、b. 6 近远中向存在垂直型骨缺损，并且伴有 7~8mm 的牙周袋。c. 对皮瓣进行全层剥离，彻底清除感染的肉芽组织。使用超声波刮治器以及手用器械进行刮治和根面平整术。d. 使用 EDTA 对根面处理 2min 左右，使用生理盐水对根面冲洗，并在血液接触之前使用 EMD 进行涂抹。e. 将用 EMD 充足浸泡后的冷冻移植干燥骨粉（FDBA）充填至缺损部位。f. 如果有必要，在减张切口的基础上使用无张力缝合法。5-0 或 6-0 的单纤维缝合线进行水平褥式缝合，垂直褥式缝合或单纯缝合。g. 再生治疗 14 个月后，6 远中部存留有 5mm 的牙周袋，以去除牙周袋为目的再次打开皮瓣，确认到有新生骨样组织的形成。h、i. 最终修复物的固位

手术解剖

请参照前述的"减法"治疗中牙周组织基础解剖结构。

术后管理

使用牙周组织再生疗法并伴随有骨移植的情况下，术后应使用抗生素。

其他内容请参照"减法"治疗中术后管理。

以恢复牙周组织生理形态为目的的牙周手术治疗

概　述

牙周组织由牙周韧带、牙骨质、牙槽骨和牙龈四种组织组成，通常把针对牙龈 / 软组织缺损的牙周手术统称为膜龈手术或牙周成形手术。该手术的主要目标是修复牙龈牙槽黏膜缺

损，恢复生理形态和美观。这一术式也经常应用在种植体周围软组织的调整上，并且实用性比较高。

根据牙周状态膜龈手术的目的大致可分为四种：通过恢复生理学形态来改善牙周的可清洁性、功能性、耐用性和美观性，具体如下：

- 牙根表面暴露：针对牙龈退缩的牙根覆盖术。
- 附着丧失：预防或阻止牙龈退缩。
- 口腔前庭过窄：改善系带位置错位。
- 增加角化牙龈（附着龈）宽度。
- 增加牙齿缺损部位修复体可接触区域的体积。

以上被认为是膜龈手术的目的。

术前评估（牙根覆盖）

目前，评估牙龈退缩分类的方法是 Miller[8] 于 1985 年提出的，该方法被称为 Miller 国际分类法（图 8-12）。牙根覆盖的治疗方法取决于其牙龈缺损形式。

Miller Ⅰ 级为牙龈退缩未超出膜龈联合（muco-gingival junction；MGJ）和邻牙间无软组织和牙槽骨缺损。Miller Ⅱ 级为牙龈退缩达到或超过 MGJ，但邻牙间软组织和牙槽骨没有受到影响。Ⅰ、Ⅱ 级 能够实现 100% 的牙根表面再覆盖。

Miller Ⅲ 级为牙龈退缩达到或超过 MGJ，邻牙间软组织和牙槽骨缺失或伴有牙齿错位。对于Ⅲ级牙龈退缩来说，不能期望能够 100% 恢复牙龈覆盖，但能够恢复部分覆盖。

在 Miller Ⅳ 级，牙龈退缩达到或超过 MGJ，邻牙间软组织和牙槽骨缺失显著，根面再覆盖几乎不可能。

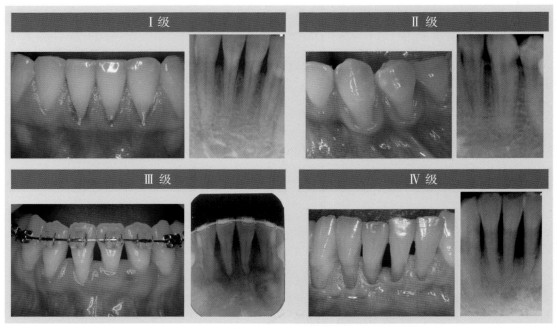

图 8-12　Miller 分类

术　式

从上腭收集结缔组织的方法

（1）单切口收集（图 8-13，图 8-14）

从上腭收集结缔组织的方法基本上有两种。一种是单切口采集，另一种是双切口采集。单切口收集的优点是能够保证要收集的软组织的体积。它适用于缺陷部位体积较大，收集的组织量较多的情况。

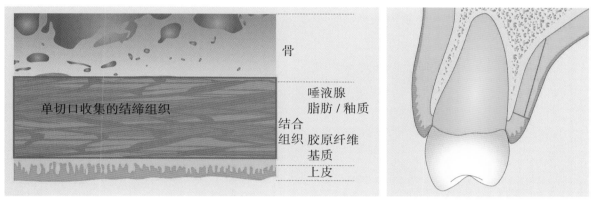

图 8-13　单切口收集结缔组织，适用于收集的组织量较多的情况

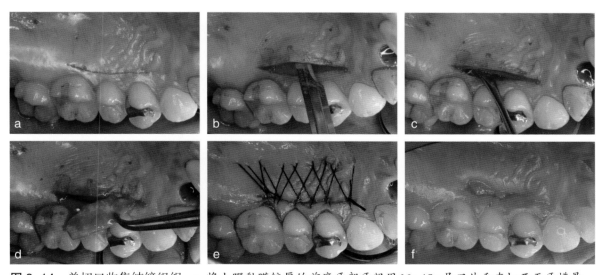

图 8-14　单切口收集结缔组织。a.将上腭黏膜较厚的前磨牙部牙龈用 No.15c 号刀片垂直切开至牙槽骨。在切开前使用牙周探针通过牙槽骨探测提前确认上腭牙龈厚度。b.随后使用 No.15c 号刀片以平行于牙体长轴的角度再次入刀并且进行近远中向切开 c.因为上腭部牙槽骨的形态相对不均匀，如果使用手术刀难以分离骨膜的情况下，可以尝试使用骨膜分离器尖端进行分离，根尖方向结缔组织分离完毕后使用手术刀或者骨膜分离器对切口近中部以及远中部进行纵向切开，并对结缔组织进行连带着骨膜的全层瓣剥离。d.在获得有足够厚度的骨膜-结缔组织的移植组织后。e.使用 5-0 丝线 3/8p-3 针进行连续交叉式水平褥式缝合。单切口取结缔组织后，冠方的牙龈会有变薄的倾向，因此在缝合时固定牙根部位的皮瓣，就算压力导致断端坏死也能保持缝合张力。f.术后 2 周，切口愈后情况良好。单切口取出的结缔组织为附带有骨膜的结缔组织，表面的上皮黏膜可能会变薄，在创伤愈合阶段可能会出现坏死的情况，这种情况下需要经过二期创伤愈合。一般情况下 2~3 个月后，同一部位可再次取出结缔组织

　　单切口的缺点是取出的不仅是结缔组织，还包括深层脂肪组织和其他对牙根覆盖而言并不需要的组织，因此在收集后可能要进行修剪。

　　单切口收集的操作方法多种多样，通常使用 No.15 或 No.15c 号刀片以垂直于牙槽骨的角度切开牙龈，之后沿着牙体长轴重新调整方向后入刀，直至根尖部的牙槽骨。此时，切口应该已经接近动脉走行的位置，此处需要预先通过触诊确认。然后，用刀片切开近中和远中未分离的结缔组织，难以分离时，可使用骨膜分离器的尖端对未切开的部分进行剥离，这样既不会对末端的血管造成伤害又可以收集到结缔组织。

（2）双切口收集（图8-15，图8-16）

　　双切口采集的优点在于可以均匀地取到靠近上皮的优质结缔组织，该方法适用于希望更

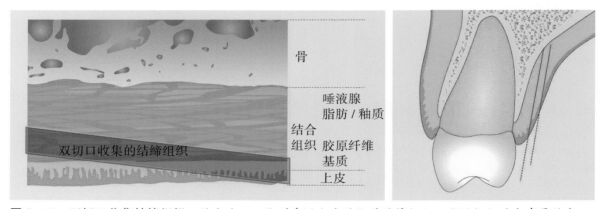

图8-15　双切口收集结缔组织。该方法可以取到靠近上皮的优质结缔组织，脂肪组织的含有量很少

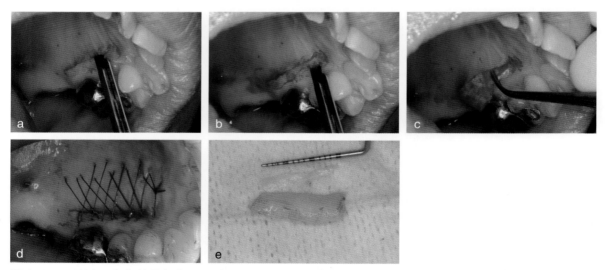

图8-16　双切口收集结缔组织。a. 使用 No.15c 号刀片平行于牙体长轴做切口，首先在牙龈边缘4mm处由近远中向进行切开。之后在牙冠距第一切口2mm处做第二切口并与第一切口保持平行。b. 之后对两个切口中间的结缔组织的近中、远中做纵向切开。c. 用组织钳固定结缔组织，使用手术刀对深处结缔组织进行切开分离。d. 使用 5-0 可吸收线 3/8p-3 针进行连续交叉式水平褥式缝合。这种缝合方法的特征是虽然入针点较多，但是结扎点较少，所以缝合用时较短。持针器只需在近远中向上移动，对于器械的操作而言难度不大。e. 双切口收集结缔组织法含有上皮组织，因此在移植之前需要在口腔外部对上皮组织做分离。在分离时可以选择平板状物体（如刮匙研磨石等），用生理盐水浸泡过的外科纱布对其进行包裹。在使用骨膜剥离器按压结缔组织的同时，使用 No.15 或 No.15c 号刀片进行剥离

好地覆盖根面的情况。虽然最终还是根据术者的熟练程度来选择术式，但与单切口收集法相比，双切口收集法手术时间较短，难度较低。

牙根覆盖治疗方案

带蒂牙龈皮瓣侧向移动术（Lateral Pedicle Flap）

牙龈皮瓣冠向复位术（Coronally Advanced Flap，CAF）

结缔组织移植术（Connective Tissue Regeneration，CTG）

牙周引导组织再生法（Guided Tissue Regeneration，GTR）

牙周组织再生治疗（Periodontal Regeneration Therapy）

游离龈移植（Free Gingival Graft，FGG）

上述典型的治疗方案很少单独进行，常采用组合治疗方案。具体示例如图 8-17 和图 8-18 所示。

增加角化龈（附着龈）的宽度（图 8-19，图 8-20）

角化龈/附着龈的宽度是否会对牙周组织的健康造成影响？如果会造成影响的话，那么多少毫米宽度的角化龈/附着龈比较合适？几十年来这些问题一直在世界范围内争论不休。

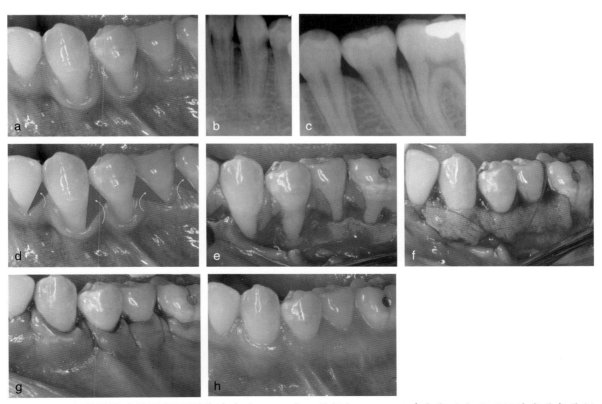

图 8-17　多颗牙的连续牙根面覆盖治疗（Miller Ⅰ、Ⅱ级）。a~c. 正畸完成后由于下颌前磨牙部唇侧移动引起了牙龈退缩。牙龈退缩超过 MGJ 的 Miller Ⅲ级。牙齿间没有牙槽骨的缺失。d. 设计成牙龈皮瓣向牙冠向移动时能够形成新的牙间乳头的切口，即 Zucchelli 切口设计。最初为全层瓣，之后替换为部分层瓣，以使牙龈瓣向冠方容易移动。e. 在牙龈瓣翻转过后，使用金刚砂车针去除牙间乳头的上皮。f. 确认从上腭收集到的结缔组织是否与受植侧的尺寸相匹配。g. 结缔组织的固定。皮瓣冠向复位完成的状态。h. 术后 6 个月后获得满意的生物学形态和美学外观

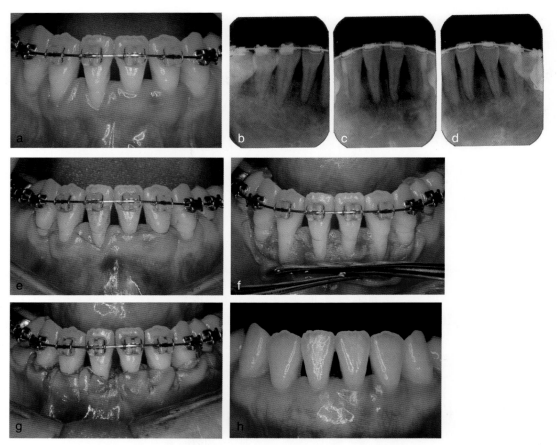

图 8-18 结缔组织移植术 + 牙龈皮瓣冠向复位术（Miller Ⅲ级，部分覆盖）。a~c. 正畸完成后由于下颌前磨牙部唇侧移动引起了牙龈退缩。被分类为牙间部组织丧失的 Miller Ⅲ级。e. 设计成牙龈皮瓣向冠方移动时能够形成新的牙间乳头的切口。根据想要覆盖的牙根面暴露的面积决定切开的位置。f. 在牙龈瓣翻转过后，可见牙槽骨的裂开。使用单切口从上腭黏膜的两侧取结缔组织（确保采集的组织量）。g. 结缔组织固定后使牙龈瓣向冠方移动。h. 术后 15 个月后，获得满意的生物学形态和美学外观

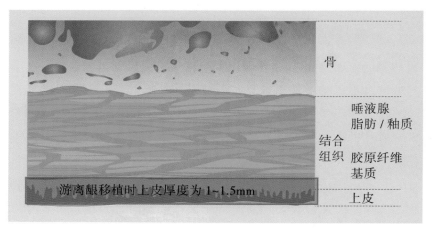

图 8-19 用作游离龈移植术的上皮厚度为 1~1.5mm。No.15c 号刀片的颜色会在上皮为 1mm 厚时出现变色情况的，可以在实际操作时作为参考

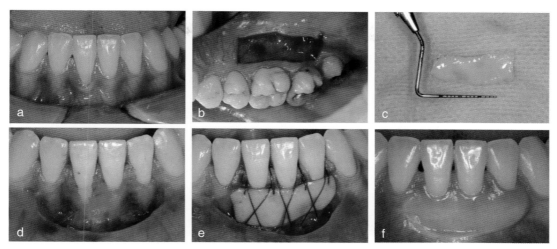

图 8-20　游离龈移植术（图片由塔夫茨大学牙周病科住院医师 Teresa Sun 提供）。a. 牙槽黏膜非常薄，可以看见牙根形态呈搓衣板状。1处可见牙龈退缩，几乎没有角化龈的存在。b. 将包含上皮的上腭黏膜作为游离龈切除。c. 黏膜的尺寸最好大于受植侧的尺寸，厚度在 1~1.5mm 较为理想。d. 将受植侧的上皮使用 No.15c 刀片进行切开剥离预备骨膜窗。刀片在进行切除时容易变钝，需要频繁更换刀片。e. 使用 5-0 可吸收线 3/8p-3 针进行连续交叉式水平褥式缝合。需要注意在骨膜窗和移植组织间不要留下空腔。如果使用缝合难以固定时需要使用 coe-pak 敷料来固定移植组织。f. 术后 10 个月，得到了足够的角化龈。1处成功完成了根面覆盖。但是游离龈移植术也存在缺点，如组织颜色与牙龈颜色不匹配。因此此术式是以功能性修复为主

1972 年，Lang 对 32 例存在病理性牙周袋的口腔医学生进行了为期 6 周的全面口腔卫生指导，并记录了牙龈炎症的情况，以 2mm 为健康角化龈的标准，角化龈小于 2mm 的组无论是否进行了严格的菌斑控制都出现了牙周炎的倾向。因此研究者普遍认为角化龈至少需要 2mm 的厚度，而附着龈需要 1mm。然而，随着动物和临床研究的不断进行，越来越多的研究者认为：如果菌斑控制良好，牙龈没有炎症迹象并且没有进行性的附着丧失，则不需要角化龈。系带附着点过低，细而深的牙龈退缩以及超越口腔前庭的牙龈退缩等症状是软组织移植的适应证。

手术解剖（结缔组织的采集）

结缔组织采集部位是上颌前磨牙和磨牙的上腭处，或者是第二磨牙远中结节部（图 8-21）。为上腭黏膜提供血供的动脉孔有两处：一处位于中切牙附近的切牙孔，另一处位于第二磨牙根尖附近的腭大孔。在进行结缔组织采集时需要注意这两处解剖结构，特别要注意的是不要损伤在腭大孔走行的腭大动脉及其分支。

Reiser 等研究者[9]对腭大动脉的走行进行了人体解剖学研究，并测量了从前磨牙 / 第一磨牙的 CEJ 到动脉的距离。该距离会因上腭深度的不同而发生变化，浅型上腭的平均深度通常为 7mm，普通上腭的平均深度为 12mm，深型上腭的平均深度为 17mm（图 8-22）。位置可以通过使用口镜手柄或用手指从远中端到近中端触摸动脉的凹槽来确认。

根据亚洲人的数据以及 Song 等人的研究，除第二磨牙远中端的上颌结节外，上腭黏膜在尖牙、第一和第二前磨牙附近最厚[10]。上颌第一磨牙部位有骨隆起存在，所以此处是上腭黏膜最薄的部位。

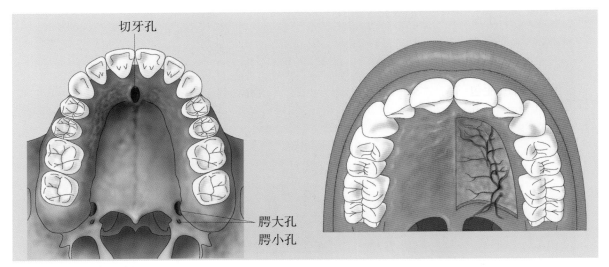

图 8-21 腭大孔解剖图

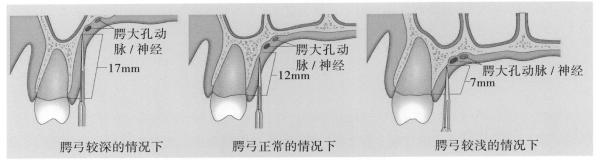

图 8-22 腭大动脉的走行（数据来源：文献 [9]）

术后管理

供体侧（腭）

    腭侧可出现早期并发症和后期并发症。最常见的早期并发症是术后出血、疼痛。术后疼痛可以交由其他专业科室处理。

    术后出血多由术中无意间损伤腭大动脉的分支引起；有时是因为局部麻醉药的止血效果导致手术时并未出现出血，但术后患者创伤部可能会出血，因此需要采取以下措施：

- 确保在手术完成后 15min 内完成止血。
- 叮嘱患者在术后不要用舌头频繁接触上腭的缝合线。
- 在某些情况下，在手术前准备好止血夹板。止血夹板使用起来会很不舒服，因此主要是回家后使用，特别是在进行游离龈移植术暴露腭深层组织时，止血夹板的效果较好。
- 向患者提供医生的紧急联系方式以防万一。
- 回家后，如果腭侧再次出血，则应嘱患者尽快来医院。可采取以下措施：

    检查缝合张力。

    如有必要，局麻下重新缝合。

    通过使用纱布按压腭大孔进行止血。

若仍不能止血，可在创伤处使用止血剂，从皮瓣上方定位腭大孔按压止血。

若依然不能止血，则尝试使用弯曲度大的且直径较大的缝合针和 3-0 丝线缝合腭大动脉周围来结扎止血。可能需要重新缝合伤口。

后期并发症包括皮瓣坏死导致的愈合不良。一般而言，二次伤口愈合的过程需要反复消毒和冲洗，在此过程中表面上皮化，如果愈合过程中没有发生任何问题，2~3 个月后可从同一部位重新取结缔组织。

一般拆线在手术后 1 周左右。

受植侧

- 为了保持伤口的清洁，在拆线前不能进行直接器械清洁，仅漱口即可。如果患者或医生感到不安，可以每 3 天进行一次复诊，但一般情况下，在手术后 1 周拔线时的复诊就足矣。

- 提醒患者不要拉扯嘴唇看伤口。保持缝合张力是成功移植的关键，尽量避免不经意地拉扯或刺激伤口。

- 如果想更牢固地固定组织，可以使用来 coe-pak 敷料固定。在拆线时，coe-pak 敷料会自然脱落。如果在拆线时敷仍有残留，则由医生手动拆除。

- 拆线时间应在手术后 1~2 周内分 2~3 次进行，逐渐释放缝合张力。

文　献

[1] 日本歯周病学会編 . 歯周治療の指針，2015.

[2] Cohen ES, Atlas of cosmetic and reconstructive periodontal surgery. 3rd edition. BC Decker, 2006.

[3] Nyman S, et al. New attachment following surgical treatment of human periodontal disease. J Clin Periodontol, 1982, 9(4): 290–296.

[4] Cortellini P, et al. Periodontal regeneration of human infrabony defects. Ⅰ. Clinical measures. J Periodontol, 1993, 64(4): 254–260.

[5] Cortellini P, et al. Periodontal regeneration of human infrabony defects. Ⅱ. Re-entry procedures and bone measures. J Periodontol, 1993, 64(4): 261–268.

[6] Tonetti MS, et al. Periodontal regeneration of human intrabony defects. Ⅳ. Determinants of healing response. J Periodontol, 1993, 64(10): 934–940.

[7] Heijl L. Periodontal regeneration with enamel matrix derivative in one human experimental defect. A case report. J Clin Periodontol, 1997, 24(9 Pt 2):693–696.

[8] Miller PD Jr. A classification of marginal tissue recession. Int J Periodontics Restorative Dent, 1985, 5(2): 8–13.

[9] Reiser GM, et al. The subepithelial connective tissue graft palatal donor site: anatomic considerations for surgeons. Int J Periodontics Restorative Dent, 1996, 16(2): 130–137.

[10] Song JE, et al. Thickness of posterior palatal masticatory mucosa:the use of computerized tomography. J Periodontol, 2008, 79(3): 406–412.

[11] Chen ST, et al. Immediate or early placement of implants following tooth extraction:review of biologic basis, clinical procedures, and outcomes. Int J Oral Maxillofac Implants, 2004, 19 Suppl: 12–25.

[12] Gobbato L, et al. The effect of keratinized mucosa width on peri-implant health: a systematic review. Int J Oral Maxillofac Implants, 2013, 28(6): 1536–1545.

[13] Roccuzzo M, et al. Keratinized mucosa around implants in partially edentulous posterior mandible: 10-year results of a prospective comparative study. Clin Oral Implants Res, 2016, 27(4): 491–496.

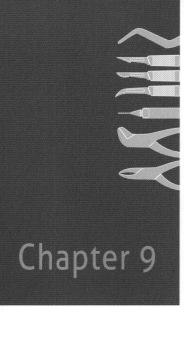

第9章

种 植

Chapter 9

丸尾勝一郎

要 点

【下颌磨牙部】

1. 借助由 CBCT 获得的 DICOM 数据和模拟软件可以对种植过程进行模拟，从而掌握和确认种植体和解剖结构的三维构造。

2. 掌握下颌管和颏孔的位置，制定一个留有 2~3mm 安全区域的种植方案。

3. 向患者充分解释说明术后因神经损伤或压迫导致的下唇和下巴暂时或永久性迟钝或麻痹的风险，得到患者同意并签署同意书。

4. 为了获得可靠的初始固位，在牙槽骨打孔前对骨质进行评估。

5. 为防止舌侧穿孔，可以将皮瓣大面积剥离并抬高，以术野确保安全可靠。

【上颌美学区】

1. 几乎所有病例都需要同步或逐步进行骨引导再生（GBR）处理。

2. 尽管解剖学上风险非常低，但切牙管的位置和大小很可能会干扰种植体植入，并且可能无法提供初始固定。

3. 通过设计有足够血供的皮瓣和减张切口的来实现低张力缝合。

【上颌窦提升术】

1. 鼻腔和上颌窦是具有制约性的解剖结构，要注意上颌窦的病变、上颌窦底黏膜增厚、间隔的情况。

2. 为提升上颌窦而实施的上颌窦侧窗术时需要注意上牙槽后动脉，需要用 CBCT 确认动脉的位置和粗细状态。

下颌磨牙部

概 述

在许多情况下，下颌磨牙部因骨量不足而不能进行种植体植入，初学者应该从能够确保术野清晰的部位进行种植。但对于初学者来说植入种植体可能出现"由下牙槽神经损伤导致的麻痹"或"植入时的舌侧穿孔"等严重的并发症，因此绝对不能说某个部位就是绝对安全的植入部位。无论何种情况，都需要经过充分的检查和诊断后才能确定植入位点。

对于经验较少的年轻医生来说，具有以下特征的病例为安全病例：咬合没有问题，即使植入直径为 4mm、长度为 10mm 的常规尺寸种植体，植体颈部仍然被 2mm 以上的牙槽骨所包围；下颌管至种植体底部的距离在 3~4mm 及以上时（图 9-1）。需要进行 GBR 植骨的骨量不足病例和舌穿孔风险高的病例应由熟练的外科医生进行（图 9-2）。

图 9-3 展示了下颌磨牙部种植治疗的基本流程。

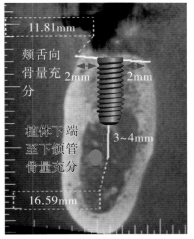

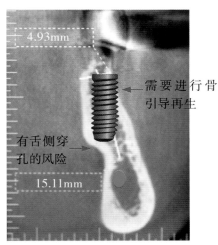

图 9-1 适合初学者操作的缺牙部位的 CT 图像

图 9-2 适合熟练的外科医生操作的下颌缺牙的种植病例 CT 图像

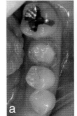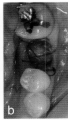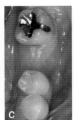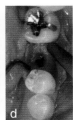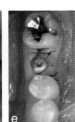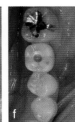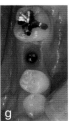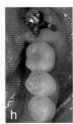

图 9-3 下颌磨牙部种植体植入流程。a. 拔牙前。b. 拔牙后。c. 拔牙窝愈合后。d. 种植窝打孔。e. 种植体植入后。f. 临时修复体。g. 取模。h. 修复体固位后

术前评估

术前对患者进行全身以及局部检查（图 9-4）。如果患者有全身性疾病，需要咨询对应学科的医生（图 9-5）。此外，应彻底检查图 9-6 所示的局部项目，必要时在术前进行术前处理。在下颌磨牙部，开口量和空间尤为重要。

植入部位的术前评估大致分为两道程序：常规评估和数字化评估（图 9-7）。常规方法是使用硅胶或藻酸盐等印模材料取印模后得到诊断蜡型，并制备诊断模板，进行 CBCT 成像。成像后，参照 CT 片上成像的牙齿形态，确定植入方向和种植体大小。其他机构拍摄 CT 片时通常采用的是垂直于面部的角度，因此种植部位纵截面图像中的植入方向未必一定与实

际上的植入方向一致（图 9-8）。因此，为了准确测量植体到下颌管的距离，建议倒入原始
DICOM 数据，植入方案按照数字化评估方法使用模拟软件进行三维评估。

  数字化评估法是使用数字口腔扫描仪代替取模材料来采集牙列的数字化模型、并使用计
算机设计软件结合数字化模型获得 STL 文件参数和从 CBCT 获得的 DICOM 数据，来决定植入
方向、位置及种植体尺寸。如果这时软件提示下颌管位置，则应该积极加以利用并模拟种植
过程。全面考虑下颌管的位置关系来排除下颌管损伤的风险，并且应该预留 2mm 的安全区域
（图 9-9）。

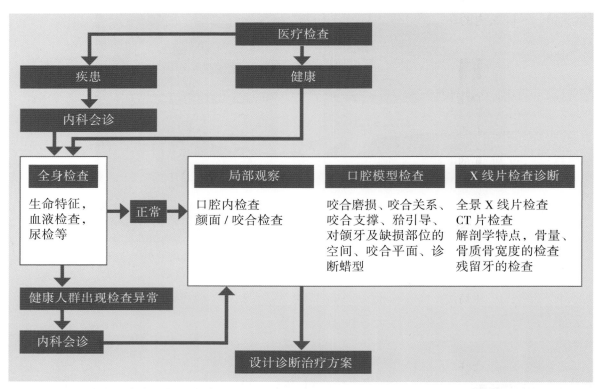

图 9-4 种植治疗时应该进行的全身以及局部检查 / 诊断的流程。引自公益社团法人日本口腔インプラ
ント学会．口腔インプラント治療指針，2016

手术的风险因素	骨结合的获得和维持的影响因素	种植体上部修复体的设计与维持的影响因素
全身的 高血压 心脏病 糖尿病 肝硬化 哮喘 慢性阻塞性肺疾病 血液疾病 出血性疾病 精神疾病	糖尿病、肝硬化、肾功能不全、骨质疏松、胶原病、精神疾病 双膦酸盐类药物、类固醇类药物、免疫抑制剂等药物的服用	精神疾病 颌运动麻痹 / 痉挛

图 9-5 种植治疗中风险因素。引自公益社团法人日本口腔インプラント学会．口腔インプラント治療
指针，2016

向患者充分解释说明术后发生因神经损伤或压迫导致的下唇和下巴暂时或永久性迟钝或麻痹的风险，得到患者同意并签署同意书。

术 式

（1）为了降低感染，手术前应该清洁口腔，同时根据需要使用抗生素。根据患者的身体状况或意愿在麻醉师的监督下使用静脉镇静剂。无论是否采取静脉镇静，从入院时就应要开始监测血压、脉搏和血氧浓度。

（2）浸润麻醉的使用量为每颗缺牙需要使用 1.8~2.7mL。麻醉有效区域为缺牙部近远中端的相邻牙区域内的颊舌侧牙龈和牙齿缺失部位的牙槽嵴顶点。

缺牙部的检查	口腔内的检查	颞下颌关节 / 咬合检查	美观度检查
1. 缺牙部牙槽骨的宽度 2. 牙槽骨形态 3. 缺牙部与对颌牙之间的空间 4. 缺牙近、远中间隙的距离 5. 邻牙的状态 6. 到下颌管的距离 7. 颏孔的位置 8. 至上颌窦底、鼻底的距离 9. 上颌窦内与上颌骨是否存在异常	1. 残存牙数量和缺失牙数量 2. 是否存在龋坏牙 3. 冠修复体，填充物的状态 4. 义齿的使用状态 5. 口腔卫生情况 6. 是否有牙周疾病 7. 颏孔的位置 8. 系带的附着位点 9. 酸蚀症 10. 骨隆突	1. 咬合关系 2. 𬌗引导 3. 残存牙的咬合磨耗 4. 最大开口量 5. 关节弹响 6. 颞下颌关节咀嚼肌的疼痛 7. 𬌗位的稳定性 8. 颞下颌关节运动	1. 唇线高度 2. 牙龈黏膜的形态以及厚度 3. 邻牙接触点到龈缘的高度 4. 口唇和颊侧的口唇丰满度支撑 5. Smile-Line 6. 残存牙牙冠的形态与颜色 7. 缺牙部的牙龈黏膜的厚度与颜色

图 9-6　种植治疗中局部检查项目。引自公益社团法人日本口腔インプラント学会 . 口腔インプラント治疗指针，2016

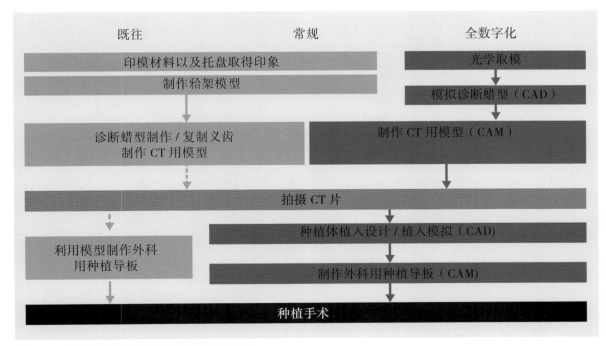

图 9-7　从检查诊断到种植体植入的流程

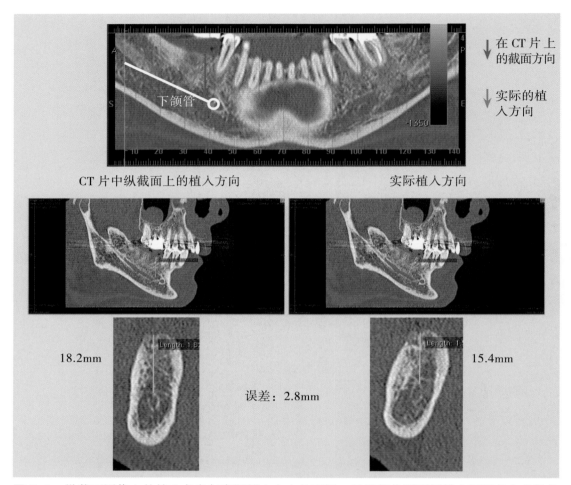

图 9-8　纵截面图像上的植入方向与实际植入方向的不同，种植部位到下颌管之间距离会有误差

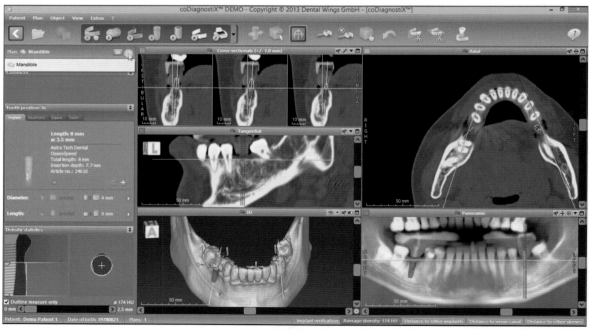

图 9-9　术前规划软件模拟植入过程（Straumann, coDiagnostiX™）

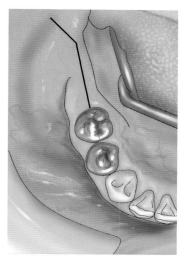

图 9-10　纵截面图像游离端缺牙

（3）使用 No.15 号或 No.15c 号手术刀在牙槽嵴顶处或者角化黏膜处向舌侧做切口。与邻牙接触的黏膜应使用 No.12 号刀片切开。近中端可能存在从颏孔穿出的颏神经，所以尽量不要做纵向切口，根据需要将龈沟切口向近中延伸。在远中侧，如果存在邻牙，则可将龈沟切口延伸到邻牙的远中。在不存在邻牙游离端缺失的情况下，如果将牙槽嵴顶的切口延长，则可能会损伤在舌侧走行的舌神经。当切口延伸至第二磨牙部位时，将切口向冠突（外斜线）方向进行（图 9-10）。浸润麻醉后黏膜可能发生肿胀，会被误诊为解剖结构，因此切开前应先触诊以确认结构。

（4）小心剥离全层瓣，并提起全层瓣。必要时对颊舌侧进行减张缝合（retention suture），术中不做打结处理，最好使用止血钳做牵拉以保持张力，尽可能明确手术野。如果骨表面附着有骨膜或者软组织以及肉芽组织的情况，使用刮匙或者车针对这些软组织进行搔刮。

（5）用球钻、种植导板等辅助工具确定种植窝的中心点。由于球钻从正上方下钻时会被牙槽骨弹开，所以应将钻稍微平行于牙槽骨表面，随着钻逐步稳定，则可从正上方进行预备。继续用圆钻钻孔，直到皮质骨被穿孔，与此同时判断皮质骨的硬度和厚度。使用导向钻将窝洞开拓到预先决定的种植深度。此时，尽量降低手机转速，并且判断松质骨的骨质。根据骨质，判断最终是否使用成形钻或攻丝。在窝洞成形后，根据窝洞尺寸插入定位导向杆，咬合后确认植入方向，此时要注意舌侧方向的穿孔。

（6）在考虑初始稳定的同时，根据骨质进行窝洞成形，必要时用攻丝和成型钻进行窝洞成形操作，所有操作均在冷生理盐水或纯净水注水冷却下进行。另外，钻孔操作应尽可能使用低转速小心地进行钻孔操作，避免向下施加压力。要记住切勿在高速下施加向下压力。

（7）种植窝成形完成后需要彻底清洗，并使用弯手机植入种植体。如果有拔牙窝残留时，钻或种植体很可能会被引导到拔牙窝中，因此植入时应牢牢固定在植入方向。植入时的扭矩从 20Ncm 开始，嵌合后逐渐增加扭矩，每次 5Ncm。如果未能嵌合，则在嵌入完成前逐渐减少扭矩，每次 5Ncm，并记录最终嵌入时的扭矩。如果初始固定的扭矩 35Ncm 或以上，能够形成即刻负荷（植入后 24h 内）或早期负荷（24h 至 2 个月），应充分确认适用条件，仅在优点大于风险的情况下适用（图 9-11）。

手术解剖

在本术式中，需要注意的解剖结构都有包含下牙槽动脉和下牙槽神经的下颌管及其前袢、颏孔、颏神经、舌神经和颏下动脉下牙槽动脉。

下牙槽神经与动脉通过下颌孔进入下颌骨，穿过颏孔，成为颏神经。下牙槽神经的走行大部分位于下颌骨下半侧，但其具体的走行位置因缺牙部的骨吸收水平的影响而产生不同，因此需要通过 CBCT 图像来掌握实际位置。考虑到用于形成植入窝的钻头的尖端最大约为 0.5mm，并比实际植入深度要深（图 9-12），植入方案需要提供距下颌管 2mm 或更多的安全

		即刻负载	早期负载	常规负载
美学领域（前牙/前磨牙）	存在可预测性，但需要满足以下条件： · 植体台面位于合适的位置 · 在拔牙窝内，要保证从唇侧壁内面到植体颈部的最低距离为2mm · 因术后会出现骨吸收，应使用吸收率较低的骨材料以及其他措施来进行补偿		比较推荐能够确保生存率以及美观度的ITI种植系统	能够预测和确保
下颌磨牙	存在可预测性 在优先考虑其优势而非风险的情况下较为推荐			
上颌磨牙	并不能够100%的确保			

图9-11　纵截面单颗牙缺失的治疗手册（ITI 5th Consensus Conference）

距离。长轴为8~10mm的植体在牙齿缺失部位的正常载荷具有可预测性，在不必要的情况下植入更长的植体反而会增加各种风险。

颏孔通常位于第二前磨牙根尖或磨牙牙间，也有报告称2.0%~14.3%的下颌骨存在副颏孔。由于不同的研究中副颏孔的好发部位存在区别，建议通过CT图像对副颏孔进行确认，有研究指出在颏孔附近更容易出现较大的副颏孔[1]。下牙槽神经向颏孔前延伸，然后向后上方倒转形成前袢，从颏孔出后，前袢在颏孔前方约3mm处走行。当在颏孔前方进行植入时，应该检查前袢并设置2mm以上的安全距离[2]（图9-13）。一定要参考CBCT图像，尽可能使用模拟软件来确认种植体周围的位置关系。

从颏孔出来的颏神经分支为分布于颏孔处皮肤的颏支和分布于下唇的下唇支。下牙槽神经一旦受损。包括颏神经在内的这些神经支配的领域会发生感知麻痹或迟钝。

舌神经与下牙槽神经一样是下颌神经的分支之一，控制舌前2/3的知觉。末端磨牙的远中部分最接近牙槽嵴，游离端缺失等需要向远中方向进行切开时必须小心。此外，有报告称

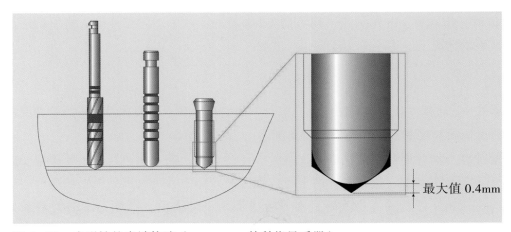

最大值0.4mm

图9-12　成形钻的尖端构造（straumann外科指导手册）

舌神经可能有 10% 分布在舌侧牙槽嵴上，在植入种植体时需要对颊侧骨衬进行确认之后再做颊侧向的切口[3]。此外，要非常小心地进行舌侧的皮瓣剥离，同时应尽可能避免在同一部位进行减张切口。

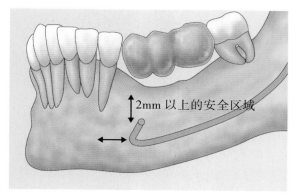

图 9-13　下牙槽神经的前襟以及安全区域（2mm 以上的安全区域）

在下颌骨的舌侧，有舌下动脉（舌动脉的分支）和颏下动脉（面动脉的分支）走行。舌下动脉分布于下颌骨前牙内表面至前牙牙槽嵴下部，并从颏棘附近的小孔分布至下颌骨。颏下动脉沿着下颌底部走行于下颌舌骨肌外表面向前走行，并从下颌舌骨肌和二腹肌之间经过，到达颏下部；之后和舌下动脉一样进入下颌骨内。两者之间的位置关系是舌下动脉向内向上延伸和颏下动脉向外向下，中间为下颌舌骨肌（图 9-14）。颏下动脉和舌下动脉侧支从舌侧孔和侧方舌侧孔进入下颌骨内的情况较为多见（参见第 1 章），因此如果直径大于 1mm 时，尤其是在计划植入部位的附近时，需要仔细地进行骨膜剥离和决定植入部位。这些动脉在磨牙附近非常粗，当骨成形钻刺穿下颌骨舌侧并损伤动脉时，就会出现血肿并肿胀，最终可能会导致气道阻塞，甚至导致窒息。应特别注意：口腔血肿的出现可能发生在手术后的几个小时内。迟发性血肿如果导致气道阻塞，请立刻拨打急救电话，此时，气管插管将会变得很困难，因此需要通过环甲膜穿刺来开辟紧急气道（图 9-15）。自甲状软骨的喉结最突出处向下触摸，第一个凹陷的位置是环甲膜。长约 10mm，宽约 30mm，中央处的血管相对分布较少。专用的环甲膜穿刺工具市场有销售，可以定期对医护人员进行紧急培训。

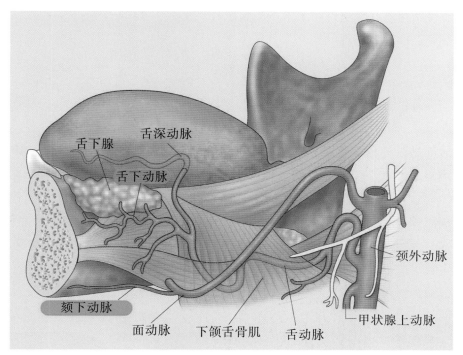

图 9-14　舌下动脉和颏下动脉的位置

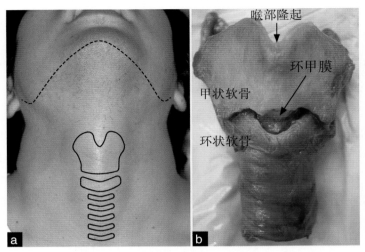

图9-15 环甲膜穿刺的解剖结构。a.颈部伸展时的甲状软骨，环状软骨以及气管的位置。b.穿刺部位的解剖结构

术后管理

● 手术后即刻拍全景X线片和牙科X线片，确认种植体与下牙槽神经及邻牙的位置关系和种植体植入方向，同时确认愈合基台是否贴合良好，并向患者说明情况。

● 如果手术后自觉口腔底部出现血肿，立即联系院方。

● 如果在局麻效果消失后出现知觉麻痹或迟钝，告之患者应立即联系院方。如术后即刻出现以上并发症，应尽快进行CT检查，确认种植体与解剖结构的位置关系，必要时应考虑去除种植体。

● 向患者说明疼痛高峰出现在手术当天和次日，术后2~3d可能会出现肿胀。

● 术后2周，拆线并消毒。

上颌美学区

概 述

上颌前牙部进行种植治疗时，不存在像下颌磨牙部的复杂的神经和血管等解剖结构，因此不会导致严重并发症。但是，可能会出现前牙区特有的美观问题，因此种植体的位置非常重要。

拔牙后颊侧骨（bundle bone）的吸收非常显著，并且大多数病例为拔牙时进行GBR或阶段性GBR的适应证。明确治疗开始时种植体的植入部位是拔牙前的状态还是拔牙窝已经愈合的状态。不同的状态，治疗方针也有差异[4]（图9-16、图9-17）。如果龈缘类型是薄扇贝形，需要提前进行结缔组织移植术。

术前评估

除了上述全身和局部的检查外，美学区的种植体治疗时还需要评估了美学风险，例如微

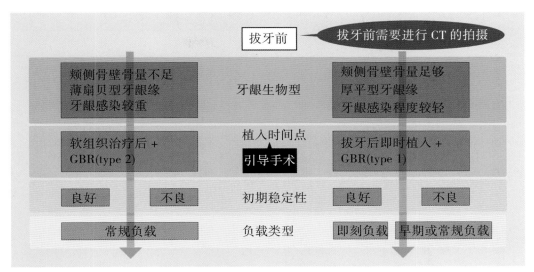

图 9-16　美学区的治疗方针（拔牙前）（信息来源：文献 [4]）

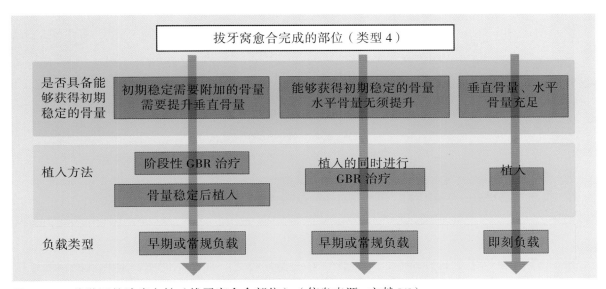

图 9-17　美学区的治疗方针（拔牙窝愈合部位）（信息来源：文献 [4]）

笑时的唇线和软组织生物型（图 9-18）。在美学区，患者和医生对理想的美学状态的认知往往不同，因此对治疗程度和软组织移植等附加治疗需要充分告知并向患者解释清楚，应签署同意书。

通过 CBCT 成像和模拟软件对植入部位预先进行三维评估，并对上部结构的牙颈线进行推测来修正种植体位置。在骨水平种植中，种植体基台应在植体牙颈线的牙根方向上 2~3mm 的位置（图 9-19）。

种植体的直径和长轴的设置首先应在距离鼻基底部至少需要 2mm 以上的安全区域，其次应尽可能避免引起骨裂开和骨开窗的直径。种植体的设计应尽可能减少骨开窗和与接触邻牙根部的风险，推荐使用锥形结构。

	低风险	中风险	高风险
全身的状态	健康且配合治疗的患者，免疫功能正常		免疫功能低下
吸烟习惯	非吸烟者	轻度吸烟者（每日小于10根）	重度吸烟者（每日大于10根）
患者的审美要求	较低	中等	较高
唇线	低	中	高
牙龈生物型	厚长扇形	厚度长度中等程度的扇形	短薄扇形
牙冠形态	方形		三角形
种植部位的炎症	无	慢性	急性
邻牙的骨水平	距离邻接点小于5mm	距离邻接点5~6.5mm	距离邻接点大于7mm
邻牙的修复体状态	天然牙		修复体
缺牙部的宽度	单颗牙（大于7mm）	单颗牙（小于7mm）	两颗牙以上
软组织的解剖学形态	软组织完整		软组织缺损
牙槽嵴顶的解剖学形态	牙槽嵴无骨缺损	水平性骨缺损	垂直性骨缺损

图9-18 美学风险评估（Esthetic Risk Assessment）（S.T.Chen&D.Buser）

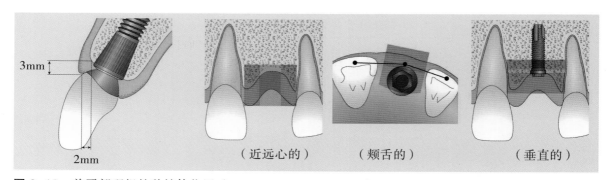

图9-19 前牙部理想的种植体位置（ITI treatment guide Vol.1）

根据需要使用引导式种植术，为获得良好的初期稳定，注意不能忽略对骨质的诊断。

术　式

（1）从牙槽嵴向舌侧做一个切口。设计垂直切口时，应注意两个垂直切口根尖侧连接距离至少是牙槽嵴处切口线长度的两倍。从邻牙牙冠处做纵向切口时，起点设置在牙间乳头和牙颈线最深部的中点，以尽量减少术后牙龈退缩。此外，当牙龈生物型为薄扇形时，为了保留牙间乳头可以不在此处做切口而进行纵向切开，但这样血供可能会受到比较大的影响，因此需要紧密缝合（图9-20，图9-21）。

（2）将全层瓣剥离翻起，如果植入部位包含中切牙，或者有缺损跨越正中线的情况，需要剥离至前鼻棘附近（图9-22）。如果有鼻基底穿孔的危险，则将皮瓣剥离至鼻腔底部。如果在纵切口的远中部分也剥离的话，则缝合时软组织很难发生撕裂，从而降低缝合难度。如果计划做GBR治疗，可以在组织剥离前做减张切口，减少手术后的出血和肿胀。做减张切口时，使用新的手术刀刀片做一个尽可能垂直于黏膜瓣底部的切口。

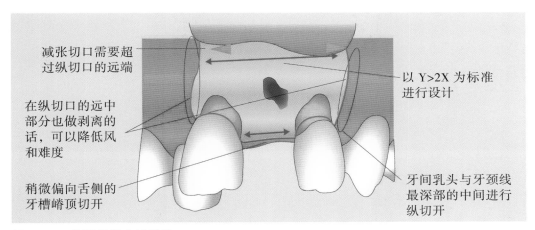

减张切口需要超过纵切口的远端

在纵切口的远中部分也做剥离的话，可以降低风险和难度

稍微偏向舌侧的牙槽嵴顶切开

以 Y>2X 为标准进行设计

牙间乳头与牙颈线最深部的中间进行纵切开

图 9-20 前牙部的皮瓣设计

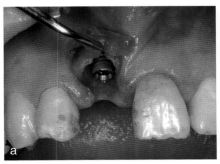 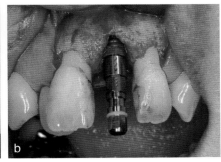

图 9-21 前牙部的皮瓣设计。a. 牙龈生物型为薄扇形时，保留牙间乳头形态的皮瓣设计。b. 牙龈生物型为厚平形时，考虑血供进行皮瓣设计

（3）用球钻等搔刮骨面，去除骨面上的软组织和骨膜。依照每个种植系统的步骤，形成种植体窝并植入种植体。如果预测到种植体植入后会有骨开裂或开窗的风险的话，则应在种植体植入前进行去皮质术。

（4）如果种植体植入后发生骨开裂和开窗或唇侧没有足够骨量的情况下，则需要进行 GBR 治疗。在放置植骨材料前先将缝合线按照水平褥式缝合穿通但不进行最终缝合，填充植骨材料和覆盖引导膜后立即进行最终缝

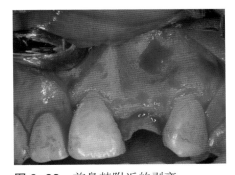

图 9-22 前鼻棘附近的剥离

合。这样做可避免形成无效腔。此外应采用紧密且无张力缝合，防止伤口脱位（图 9-23）。

手术解剖

手术中需要注意的解剖结构有切牙管（鼻腭神经）和鼻腔。

需要注意的是，在中切牙的部位进行植入时，切牙管的位置和粗细的不同可能对初始稳定造成影响（图 9-24）。虽然会有很多的影响因素，但切牙孔开口处的平均内径为 4.6mm[5-6]。如果切牙管妨碍植入，则用球钻等将内部的神经还有血管切除，并用骨移植材料进行填补。手术后很少出现出血和神经麻痹等后遗症，但可能会出现前腭部感觉丧失。如果切

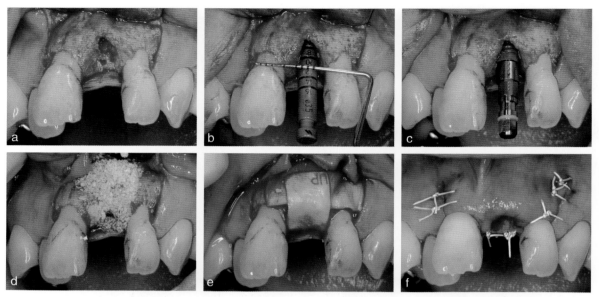

图 9-23　前牙部的种植体植入。a. 切开、剥离。b. 确认植入位置。c：确认有颊侧裂开。d. 人造骨进行骨形成。e. 使用可吸收性的胶原膜对骨填充材料进行保护。f. 缝合

牙根管过大而导致无法获得初始稳定，可将根尖部稍稍向远中方向倾斜后进行植入。

　　如果存在鼻底穿孔的风险，则将全层瓣剥离直至前鼻棘，可清楚确认鼻基底部情况，防止穿孔。应使用 GBR 治疗来处理种植导致的裂开与开窗。在减张切口过程中出现黏膜穿孔时，感染和出血的风险大。

术后管理

　　● 充分向患者说明疼痛的顶峰会出现在手术当天和次日，手术后 2~3d 肿胀将维持在高峰。

　　● 告知患者手术后 GBR 治疗的减张切口可能发生内出血，10d 至 1 个月内消失（图 9-25）。

　　● 如果将全层瓣剥离至鼻基底部，则术后鼻翼附近可能会出现异样感，因此请在手术前充分告知患者并且获得同意。

　　● 应在 14d 拆线后确认伤口闭合情况。

　　● 患者如果在拆线之前发现伤口有撕裂的情况，请立即赴院就诊。

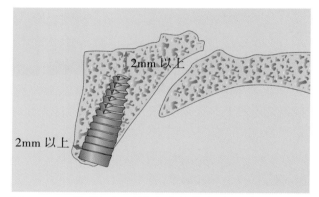

图 9-24　前牙部切牙管和种植体的位置关系（图片来源：文献 [6]）

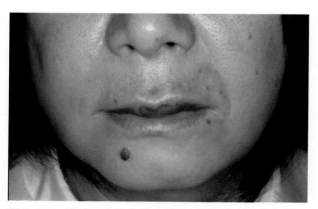

图 9-25　前牙的种植体植入以及 GBR 治疗后的内出血

上颌窦提升术

概 述

上颌磨牙部常在拔牙后发生骨吸收与上颌窦气化，可能导致牙槽骨至窦底部的垂直骨量不足。对于垂直骨量不足的情况，可以使用短种植体；或者使用即刻 / 阶段性上颌窦提升术，在骨量提升后进行种植。由于上颌窦提升术是内侧骨形成，因此骨量可预测性非常高，近年来，有仅通过空间制造而不使用骨填充材料（Graftless）来进行骨形成的研究报告[7]。

上颌窦提升术主要分为以下两种。

牙槽骨嵴通路

对牙槽嵴的植入窝使用骨凿（凹尖）和木槌，折断窝洞底部的皮质骨，将黏膜连同骨碎片一同向上提升。此方法可提升的量为 2~4mm，如果超过这个范围则有黏膜穿孔或开裂的风险。

上述提升过程是无术野下进行的，因此很难判定是否有上颌窦底黏膜穿孔。此术式不适用于提升距离超过 5mm 的情况。据报道，当现有牙槽骨的残余骨量大于等于 5mm 且上颌窦底相对平坦时，上颌窦提升有较高的可预测性[8]。此术式也称为上颌窦底提升法、冲顶式、窦抬高术等。

外侧开窗通路

外侧开窗通路是在上颌窦颊侧骨壁上形成骨窗，在清晰视野下剥离上颌窦底黏膜，提升上颌窦的方法。因提升的量没有限制，适用于在残存骨量不到 5mm 的情况下或者上颌窦底相对于植入方向来说倾斜的病例。相比于上颌窦底提升法的种植体植入与成骨同时进行的治疗法，外侧开窗可采用的是同步进行治疗或先成骨后植入的治疗法（阶段法）。方法的选择根据种植体能否获得初始稳定来决定，通常在残留骨量小于 3mm 时选择阶段法。此术式也称为上颌窦侧窗术。

术前评估

除了前述的一般检查外，还应进行术前问诊以确认鼻部疾病史。如果有上颌窦根治术史的情况下，上颌窦内可能已形成骨质，或者在极少数情况下因对孔的残留可能导致的颌骨骨裂，这些必须通过 CBCT 来进行确认（图 9-26）。CBCT 的成像范围包含除缺损外还包括上颌窦口和鼻中隔。

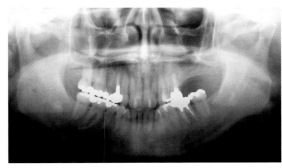 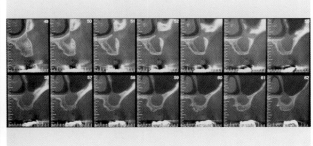

图 9-26 上颌根治术后对孔残留

　　如果上颌窦内有病变，窦底黏膜增厚超过 1/3 或鼻中隔明显弯曲时，需要提前咨询耳鼻喉科医生进行诊断治疗。从 CBCT 图像测量缺牙部牙槽嵴的宽度和上颌窦底的骨量，确定是否需要上颌窦底提升，并选择手术方法。如图 9-27 的决策树所示。水平骨量不足时，则需要在上颌窦底抬高的同时进行 GBR。如果存在 6mm 或更多的骨量，担心手术侵袭的影响，则可以使用短种植体（6mm 以下）。

术　式

牙槽骨嵴通路

　　（1）直至切开剥离这一步，牙槽骨嵴通路与正常种植体植入的步骤都相同。同样要在术前测量残余骨量，正常预备植入窝至上颌窦底前 1~2mm 处，上颌磨牙部的骨质通常很软。可以使用比正常规定小一号的钻子进行最终成形。

　　（2）使用与钻头直径相同的骨凿插入种植窝，并用木槌小心地捶打洞底部的骨片，直至种植窝到达预定种植深度。为确保尝试精确，可提前在骨凿上按照种植深度预先安装一个阻挡限位器。

　　（3）向种植窝内添加骨填充材料或者自体骨，将骨材料锤压到预定的种植深度，一次性加入过量的骨材料容易使洞底黏膜发生撕裂，应该少量多次加入。当种植体的根尖周被 2mm 以上的骨材料包围时，可进行种植体植入（图 9-28）。

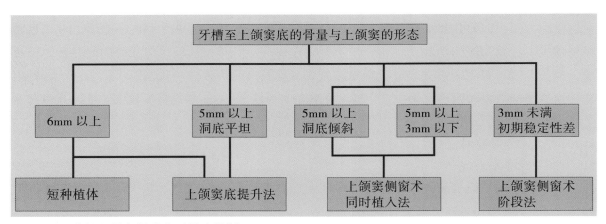

图 9-27　进行上颌窦提升术时的决策树

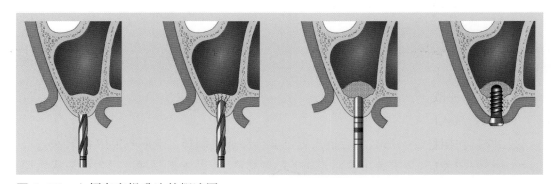

图 9-28　上颌窦底提升法的概述图

（4）上颌骨的骨质较软，原则上不需要使用弓丝。为了避免种植体穿通上颌窦，在植入时尽量不要按压。

外侧开窗通路

（1）为防止感染，应在牙槽嵴顶部稍舌侧部位做牙槽嵴顶切口，尽可能使切口线与骨窗的位置分离。在确认过牙槽骨的宽度后对皮瓣进行分离，以便可以充分确认牙槽骨的宽度，并在距离骨窗近、远中边缘 15mm 处分别做远端扩展的斜切口（图 9-29）。剥离后，用上颌窦拉钩固定皮瓣后能够保证术野（图 9-30）。骨窗底部设置在上颌窦底部上方约 2mm 处，近远中根据提升的部位决定。

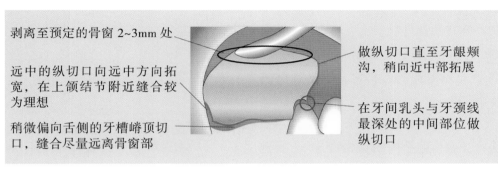

剥离至预定的骨窗 2~3mm 处

做纵切口直至牙龈颊沟，稍向近中部拓展

远中的纵切口向远中方向拓宽，在上颌结节附近缝合较为理想

在牙间乳头与牙颈线最深处的中间部位做纵切口

稍微偏向舌侧的牙槽嵴顶切口，缝合尽量远离骨窗部

图 9-29　外侧开窗通路的皮瓣设计

（2）骨窗预备可以使用旋转切割工具（如直金刚砂车针）或超声切割工具（如超声骨刀）。使用旋转切割工具时，请务必注意避免窦黏膜穿孔。骨窗成形时取出的骨碎片有多种处理方式：如将骨作为新的上颌窦底提升骨，或在窦内提升完成后将预备骨窗时去除的骨片复位。笔者考虑骨片复位法可能出现骨窗坏死，因此使用可吸收性膜覆盖骨窗。

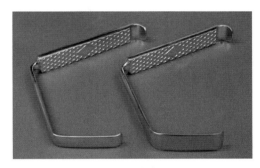

图 9-30　细谷式上颌窦拉钩

（3）骨窗形成完成后，用窦膜剥离器剥离抬高上颌窦底黏膜。剥离的重点是让剥离器尖端伏在骨面上并向前推进，而不是提拽黏膜（图 9-31）。此外，重要的是不仅要在一个方向上进行推进，而且要对骨窗四周进行剥离，并且避免对窦底黏膜施加张力（图 9-32）。尽可能将上颌骨的腭侧壁剥离并抬高到与颊侧相同的高度，这样可以最大限度地减少术后骨吸收（图 9-33）。检查上颌窦底黏膜穿孔的主要方法为检查鼻呼吸时变化，但穿孔部分可能被血凝块堵塞而被忽视，因此最好用镜子等进行视诊。

（4）在植入种植体治疗时，完成上颌窦底黏膜提升后，应在不伤及窦底黏膜的同时预备种植窝。如果在植入时的骨量难以获得初始稳定，那么原则上不使用最终的成形钻。如果在植入时难以获得初期稳定，那么术后植入物可能会穿通上颌窦，这时只能放弃植入。

（5）种植窝形成后，为了防止窦底黏膜微小的穿孔，以及术后的肿胀导致的窦底黏膜裂开，在提升黏膜的顶部覆盖可收吸性膜，再将自体骨和骨移植材料的混合物或单独的骨移植材料

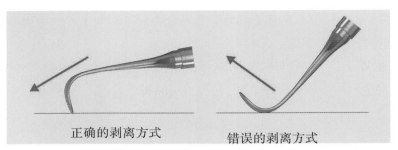

图 9-31 窦膜剥离器的使用方法

正确的剥离方式　　错误的剥离方式

装入提升的黏膜所形成的空间。应使用大粒度的材料，不能将材料填充得太紧。提升上颌窦与种植同时进行时，所有的骨材料一次性填充后植入种植体；或者在植入前对腭侧进行骨材料的填充，在种植体植入后再填充颊侧部的骨材料。根据骨窗的大小决定植入步骤。

（6）用可吸收性膜覆盖骨窗，并使用 Gore-Tex 缝合线进行无张力缝合（图 9-34）。

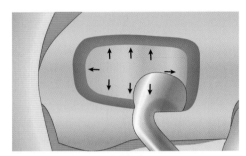

图 9-32 上颌窦黏膜剥离时的方向，对四周进行均等距离的剥离

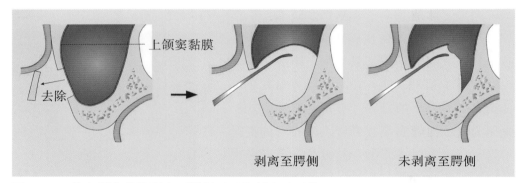

上颌窦黏膜

去除

剥离至腭侧　　未剥离至腭侧

图 9-33 将上颌窦黏膜剥离至腭侧可以抑制术后吸收

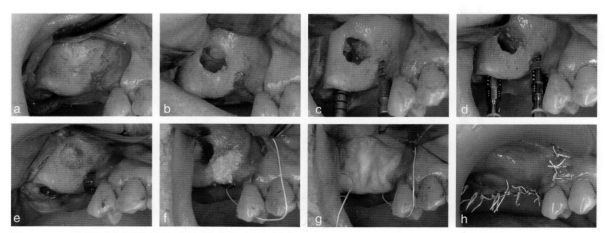

图 9-34 外侧开窗通路的基本流程（本病历采用 GBR）

手术解剖

术中应注意的解剖结构包括上颌窦间隔和上牙槽后动脉。

上颌窦间隔在两种手术类型中都非常重要的构造，研究报告称，其发生率为 20%~ 30%[9-11]。上颌窦间隔将上颌窦完全分为 2 个以上的区域，其中 Underwood 分隔为洞底部的隆起，还有被称为部分垂直分隔的、形似颊侧壁的分隔。上颌窦间隔在阻碍上颌窦底黏膜提升的同时，也增加了黏膜穿孔的风险，因此通过 3D 图像确认上颌窦内部构造很重要（图 9-35）。

牙槽骨嵴通路并不适用于上颌窦底部骨量不足且在植入部位正上方有间隔存在的情况，应根据间隔范围的大小而决定是否采用上颌窦间隔外侧开窗通路。对完全被分隔开的上颌窦间隔，即多房上颌窦，需要为每个窦腔做骨窗，并分别进行剥离和抬高。对于像 Underwood 间隔这样的骨隆起中，间隔部的分离很容易发生开裂，

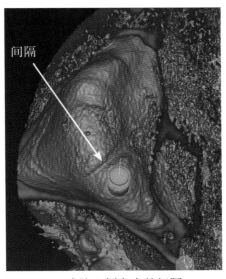

图 9-35　确认上颌窦内的间隔

因此，应首先在间隔前后开凿两个骨窗，从近远中两个方向分别进行抬高，这样可以尽量减少窦底黏膜的开裂的风险，原则上不应在间隔处开凿骨窗。

上牙槽后动脉是上颌动脉的分支之一，与眶下动脉分出的上牙槽前动脉一起为上颌窦供血（图 9-36~ 图 9-38）。这两条血管走行于上颌窦侧壁骨内，且常有吻合支。上颌窦侧窗术术前需要确认上牙槽后动脉的位置，以尽量避免开窗时伤及上牙槽后动脉。上牙槽后动脉在 CBCT 上表现为上颌窦颊侧骨壁上的缺口或凹陷（图 9-39），如果是较粗的血管，在开窗时可透过骨面看到。

如果只能在血管上开窗，则尽可能用超声骨刀等进行开窗操作，以尽量减少血管损伤。

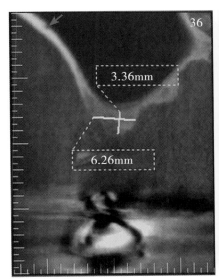
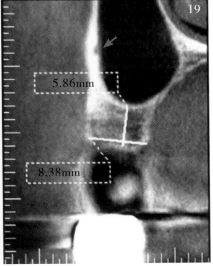

图 9-36　CT 图像里上牙槽后动脉位置

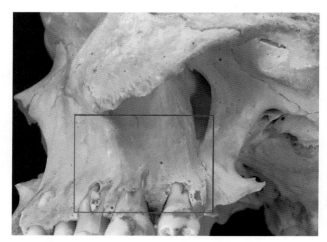

图 9-37 上牙槽后动脉的位置

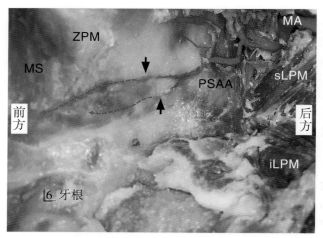

图 9-38 上牙槽后动脉。两根上牙槽后动脉走行在骨壁在上颌窦后壁。iLPM：翼外肌下头；MA：上颌动脉；MS：上颌窦；PSAA：上牙槽后动脉；sLPM：翼外肌上头；ZPM：颧骨线

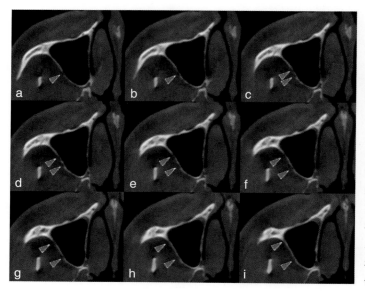

图 9-39 上牙槽后动脉的CT图像(横断面)。在 0.5mm 左右厚度的范围内取 9 张（a~i）右侧上颌窦的横断面图像，其中 a 位于最止方，i 位于最下方。由图可见，上牙槽后动脉从最初的一根（箭头）沿着上颌窦后壁的骨壁向下逐渐分为两根，并且都侵入骨壁内向下走行

血管一旦损伤出血，窦腔内会充满血液，术野不清楚的情况下难以进行黏膜剥离和抬高，增加了洞底黏膜开裂的风险。如果血管有损伤，需要立即检查出血点，以压迫止血；如仍不能止血，可以使用止血剂或医用电刀，且应在中枢侧（骨窗的离心侧）止血。

术后管理

术后注意事项。

- 除前述上颌美学部分外，还应向患者传达鼻出血和眼底出血的可能性。
- 注意避免对鼻腔和鼻窦施加压力，如忍受打喷嚏或用力吸吮吸管等。
- 应在 14d 后确认伤口愈合情况，确认后拆线。
- 提醒患者如果在拆线之前自觉伤口开裂，应立即到医院就诊。

文　献

[1] Iwanaga J, et al. Accessory mental foramina and nerves:Application to periodontal, periapical, and implant surgery. Clin Anat, 2016, 29(4): 493–501.

[2] Greenstein G, Tarnow D. The mental foramen and nerve: clinical and anatomical factors related to dental implant placement: a literature review. J Periodontol, 2006, 77(12): 1933–1943.

[3] Miloro M, et al. Assessment of the lingual nerve in the third molar region using magnetic resonance imaging. J Oral Maxillofac Surg, 1997, 55(2): 134–137.

[4] 丸尾勝一郎. 治癒期間と荷重プロトコルにおいて日本と欧米とで差異があるか. QDI, 2016, 23(1): 33.

[5] Mraiwa N, et al. The nasopalatine canal revisited using 2D and 3D CT imaging. Dentomaxillofac Radiol, 2004, 33(6): 396–402.

[6] Fukuda M, et al. Three-dimensional analysis of incisive canals in human dentulous and edentulous maxillary bones. International Journal of Implant Dentistry, 2015, 1: 12.

[7] Pinchasov G, Juodzbalys G. Graft-free sinus augmentation procedure:a literature review. J Oral Maxillofac Res, 2014, 5(1): el.

[8] Pjetursson BE, Lang NP. Sinus floor elevation utilizing the transalveolar approach Periodontol, 2000, 2014, 66(1): 59–71.

[9] Velásquez-Plata D, et al. Maxillary sinus septa: a 3-dimensional computerized tomographic scan analysis. Int J Oral Maxillofac Implants, 2002, 17(6): 854–860.

[10] Kim MJ, et al. Maxillary sinus septa: prevalence, height, location, and morphology. A reformatted computed tomography scan analysis. J Periodontol, 2006, 77(5): 903–908.

[11] Ulm CW, et al. Incidence and suggested surgical management of septa in sinus-lift procedures. Int J Oral Maxillofac Implants, 1995, 10(4): 462–465.

第 10 章
结舌症

Chapter 10

伊原木聰一郎

要 点

1. 临床表现是伸舌时舌体呈心形，舌难以上抬至上腭，舌前伸困难，以及舌侧向运动障碍。
2. 手术分为两类：舌系带切断术和舌系带成形术（肌肉分离）。术后并发症风险较低。

概 述

　　结舌症是一种由于舌系带过短或颏舌肌附着靠前而导致舌运动受限的先天性疾病。患病率为 4%~10%，男女比例约为 2:1，男性常见[1-2]，多数为散发性疾病，但也存在伴有唇腭裂和牙齿数量异常的遗传性结舌症[3]。

　　临床特征是伸舌时舌体呈心形，舌系带附着于舌尖，舌头难以上抬至上颌牙槽区，且难以越过前牙区，舌头的侧方运动受阻（图 10-1）。虽然有报告表明积极的舌运动和训练可以使舌系带自然地延长，但结舌症的自然治愈过程尚不清楚。

　　结舌症可能会引起哺乳困难（当吸吮力不足时，婴儿的下颌前牙区会接触到母亲的乳头并引起疼痛），发音障碍，口腔卫生差等问题。大多数婴儿即使患有结舌症，也可以安全地进行哺乳。哺乳困难的婴儿中没有患结舌症的婴儿比例约为 3%，患结舌症的婴儿比例约为 25%[1]。

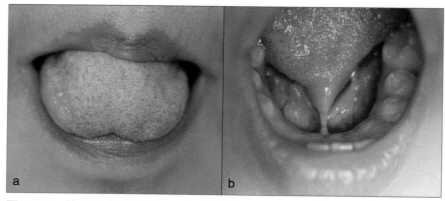

图 10-1　结舌症术前照片。a.舌头因伸舌呈心形。b.舌尖与舌系带粘连，舌活动困难

发音障碍是导致语言功能发育迟缓的主要原因之一，其中"la""sa""ka"和"ta"的发音受到影响[4]。患者如果出现结舌症和发音障碍，需要由语言治疗师进行评估。

术前评估

虽然正常情况下的手术适应证为哺乳困难、发音障碍、口腔卫生差这三点，但是不同的研究者之间观点存在差异[4]，不仅如此，针对手术时间也存在较大争议。有研究称舌系带的自然延伸一直会持续到四岁[4]，但也有研究称在进食功能和语言发育之前就应该进行手术。可以确定的是：如果患者是成年人且因为舌系带过短导致口腔卫生情况较差，则需要进行手术。

如上所述，专家之间意见并不统一，因此在进行治疗时，主治医师应与患者家属充分讨论手术的利与弊和风险后，然后再做决定。

术　式

手术分为两类，分别是舌系带切断术和舌系带成形术（肌肉分离）。对于婴儿，应在全麻下进行。对于能够忍受浸润麻醉带来的疼痛的婴儿，可以选择在局部麻醉下进行。对于不配合治疗的儿童，存在因肢体运动而损伤舌深静脉和舌下肉阜的风险，选用全身麻醉治疗是安全的。

【使用器具】
- No.11 号或 No.15 号刀片
- 有钩镊子、无钩镊子
- Hegar 型持针器
- 弯剪刀
- 4-0 可吸收线
- 蚊式止血钳

舌系带切断术

舌系带切断术为只对舌系带进行剪开的手术。麻醉起效后使用缝合线穿过舌尖下部舌系带，拉起抬高舌头使舌系带紧张；或者使用镊子夹起舌系带并抬起舌头。

使用剪刀或者手术刀对舌系带的中心进行切开，只对从舌尖方向到口底侧的舌系带进行切断，不能波及舌深部的颏舌肌，舌系带切断术几乎不会出血。

术后并发症包括出血、感染、溃疡形成、术后疼痛、舌头和下颌下腺管的损伤及舌系带再愈合等，但都较为少见。

舌系带成形术

舌系带成形术是对舌系带和颏舌肌进行剪开成形的手术（图 10-2）。适应证为仅通过切开舌系带并不能获得正常舌头动度的症例，如舌系带较粗，需要进行第二次舌系带手术的病例等。

用钳子夹住舌系带（图 10-2a），进行剪开后（图 10-2b），使用手术刀或电刀对黏膜下的部分颏舌肌从正中部剪开（图 10-2c）。剪开后，通过伸舌运动确认舌头是否获得了正常舌头的可动范围（图 10-2d），并将口底的菱形切口沿直线状缝合关闭（图 10-2e）。

手术解剖

手术过程中术野清晰，可能受到损伤的解剖结构为舌系带、舌下肉阜、舌下皱襞、舌下伞襞和舌深静脉（图 10-3）。

在舌下部，舌侧牙槽黏膜与舌系带在口底附着部分有两个部位，分别为牙槽黏膜（70%）和舌下肉阜部（30%）[5]。当舌系带附着于牙槽黏膜高位时，切口可能过于靠近牙槽黏膜而损伤舌下肉阜和舌下皱襞。

只对黏膜上皮进行切开时没有问题，但如果是深切口，最有可能损伤的是舌深静脉，导致出血。正常情况下，从表层到内层的顺序是舌深静脉、舌神经、舌深动脉。

术后管理

可能需要进行口腔肌功能训练，以保持舌头的活动度并纠正术前的用舌习惯。

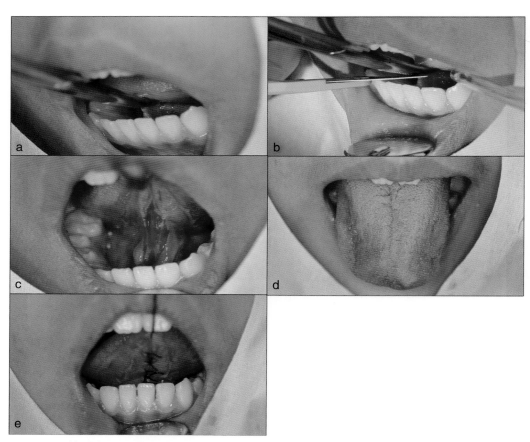

图 10-2　结舌症舌系带成形术。a. 使用蚊式止血钳夹住舌尖方向舌系带。b. 使用 No.15 号刀片将钳子下方舌系带剪断。c. 将部分颏舌肌从正中部剪开。d. 通过伸舌运动确认舌头是否获得了正常舌头的可动范围。e. 直线状缝合

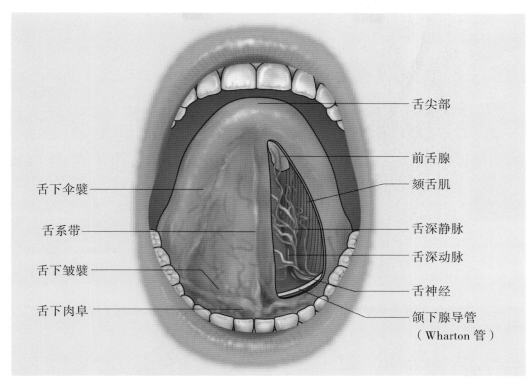

舌尖部

前舌腺

颏舌肌

舌深静脉

舌深动脉

舌神经

颌下腺导管
（Wharton 管）

舌下伞襞

舌系带

舌下皱襞

舌下肉阜

图 10-3　舌下部的手术解剖结构

文　献

[1] Messner AH, et al. Ankyloglossia: incidence and associated feeding difficulties. Arch Otolaryngol Head Neck Surg, 2000, 126(1): 36-39.

[2] Seoal LM, et al. Prevalence, diagnosis, and treatment of ankyloglossia: methodologic review. Can Fam Physician, 2007, 53(6): 1027-1033.

[3] Kantaputra PN, et al. Cleft lip with cleft palate, ankyloglossia, and hypodontia are associated with TBX22 mutations. J Dent Res, 2011, 90(4): 450-455.

[4] 銘着奉明ほか . 小児における舌小帯短縮症の手術時期の検討 . 小児口腔外科 , 2011, 21:60-72.

[5] 村上守良 . 舌小帯の歯槽粘脱附着部について . 歯基礎誌 , 1978, 20:650-658.

第 11 章
自体牙移植与再植

芝 多佳彦　松下祐樹

要　点

1. 自体牙移植和再植是保守治疗的最后手段,也是处理缺失牙列的手段之一。
2. 自体牙移植的优点是不仅可以利用牙齿,还可以利用牙周膜。
3. 适应证的选择和术后管理决定手术是否成功。
4. 重要的是术中尽可能避免伤及牙周膜。

概　述

有关自体牙移植和再植最早的记录出现于 16 世纪 Ambroise Paré 的研究报告[1]。进入 1950 年代,随着抗生素的发展,世界各地都在积极开展自体牙移植和再植的相关研究。由于当时移植成功率较低,该方法便从临床上销声匿迹。之后随着牙周膜再生研究的发展,以及种植治疗首次被指出会出现种植体周围炎等术后症状,自体牙移植和再植再次引起了广泛的关注。

自体牙移从狭义上讲植是将牙齿从其所在的部位移动到其他部位(牙齿缺失的部分或牙齿将要丢失的部分)的外科手术;广义上是指改变离体牙方向或位置进行再植的过程(外科矫正、外科拔出)。

再植是指根管治疗无效的牙或难以进行二次治疗的牙(如牙桩较粗且难以拔除的牙齿)在经过策略性拔除且口腔外处理后,将牙至恢复到原来的角度和位置深度的治疗(策略性再植)。因外伤等原因导致脱位的牙齿复位也包括在再植治疗中,但本章仅对策略性再植进行讲解。

自体牙移植在平均观察期 5.6 年内的生存率为 90%(拔牙窝的自体牙移植生存率为 100%,非拔牙窝的自体牙移植生存率为 77%)[2];再植牙在平均观察期 5.6 年(2~11 年)内的生存率为 80%[3],再植的成活率低的原因是根尖病变[4]。

自体牙移植和再植的适应证

自体牙移植术[4]

（1）合适的移植牙

- 智齿（最好是不存在咬合关系的牙），
- 因正畸治疗的需要进行拔除的牙，
- 难以保存的牙齿，
- 没有罹患牙周炎的牙。

（2）移植牙的条件

- 剩余 5mm 以上的健康牙根膜的牙，
- 适当的牙根形态（最好为单根，明显弯曲的牙根和双根牙则不适用）。

（3）受植侧的条件

- 与上颌窦和下颌管之间的位置关系较为安全（与上颌窦的位置关系较差时可并用上颌窦提升术），
- 覆盖移植牙的牙槽骨或颌骨的骨厚度为 1mm 以上（可以通过牙槽嵴劈开术来改善），
- 拔牙后即刻的拔牙窝或拔牙后一个月内（虽然可以移植到非拔牙窝，但比移植到拔牙窝的存活率较低，推荐移植到拔牙窝）。

以上三点都满足时，则为自体牙移植术的最佳适应证。

再植术[4]

（1）再植指征

- 正常根管治疗无效或本身二次治疗较困难的牙，
- 手术根管治疗困难的部位或预后差的牙齿，
- 无法通过肉眼诊断进行保守治疗的牙（根尖部折断等）。

（2）再植牙的条件

- 相对容易拔除和再植的牙根形态（最好是单根），
- 拔牙过程中不会导致牙折的有健康牙质存留的牙。

术　式

一般在局麻下进行，但如果患有全身性疾病，则根据需要与其他科室进行联合治疗。当开口量在 40mm 以下时，则需要考虑术前进行开口训练以确保手术野。

【使用器具】

- No.12 号刀片或 No.15 号、15c 号刀片
- 拔牙钳（最好为金刚石涂层）、剪骨钳、牙挺
- 剥离子、刮匙
- 球钻、种植钻
- 持针器

- 缝合线（像 4-0 这样稍粗的丝线或者尼龙线）
- 弓丝（0.9mm）、粘接树脂（super-bond® 等）

自体牙移植术

（1）测 量

石膏模型检查

- 咬合平面：如果对颌牙挺出而干扰咬合平面，为确保移植牙的修复体间隙和防止修复治疗后的咬合干扰，考虑术前调磨对颌牙（图 11-1a、b）。如果对颌牙为修复体的情况下，在术前更换为临时冠，避免术后立即发生咬合接触，从而获得移植牙的稳定性。
- 移植牙的牙根外形：用弓丝模拟种植牙的牙根形态，检查受植侧的尺寸是否合适（图 11-1c、d）。
- 与对颌牙与邻牙的关系：与对颌牙的关系为 1 对 2 的关系，需要借助影像学检查并确定与邻牙牙根之间的接触关系，以确定理想的移植牙位置（图 11-1e、f）。
- 附着龈的宽度：需要综合口腔内的情况进行评估。根据附着龈的宽度考虑切口的位置（图 1g~i）。术后，如果附着龈宽度较小的情况下，需要考虑进行游离龈移植术。

牙周组织检查（移植牙周围和受植侧的炎症）

如果移植牙有牙周炎，则不适合作为移植牙。另外，为了防止术后感染，术前应该先消除口腔内的炎症。

影像学检查（牙科 X 线照片、全景 X 线照片、断层扫描、CT）

- 移植牙的情况与牙周组织的检查：检查是否存在龋病、根尖周炎和牙周炎。如果有龋病或修复体的存在，应该在术前提前治疗。为了确保与对颌牙之间的间隙，可能会对移植牙的牙冠进行调磨。需要注意尽量避免异物和污染物附着在牙周膜上。
- 受植侧的牙周组织：如果邻牙有牙周炎和根尖周病变的话，可能会导致移植牙的感染，所以需要提前治疗。
- 确认移植牙齿的形态：检查移植牙牙根的宽度和长度、弯曲度、牙根分离度、根干等，提前确认移植牙的适应证和拔牙难度。
- 确认解剖结构：了解神经和动脉的解剖学特征以及移植牙牙根部的外形。确认解剖结构时 CT 三维分析较为适用（图 11-2）。

（2）受植侧的拔牙（当在受植侧有牙齿时）

拔牙时应避免损伤软组织（图 11-3a、b）。即刻移植时，先使移植牙脱位，再拔除受植侧的牙齿。如果移植牙拔除困难或折断的情况下，则受植侧被迫需要保留，所以在确认能够正常拔除移植牙后再对受植侧的牙齿进行拔除。

受植侧的牙根尖处存在病变，有牙周炎，牙根折断、存在牙周袋上皮的情况下，拔牙后至少要等待 2 周后再进行移植[5]。拔牙与移植同一天进行时，受植侧可能会因为有感染组织的残留导致牙周附着受影响。

（3）移植牙的拔除

局部麻醉时应避免牙周膜内注射，以免损伤牙周膜。首先用手术刀在牙龈沟内做一个切口，

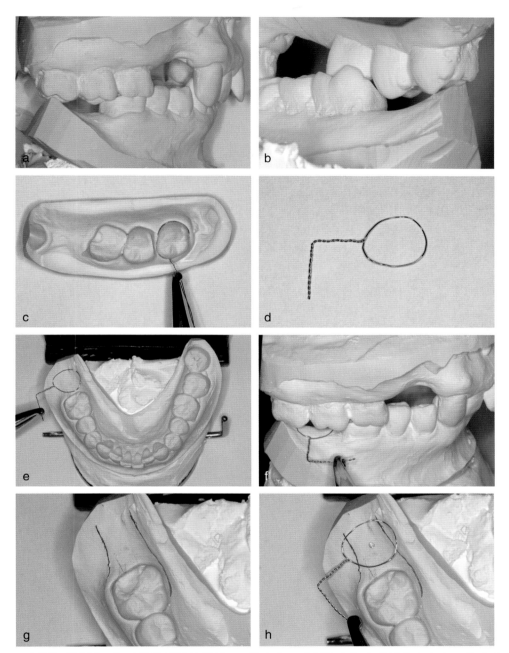

图 11-1　石膏模型诊断。将 8| 移植到 7| 的病例。a. 7| 缺失，对侧 7| 的磨牙腭侧牙尖突出，扰乱咬合平面。
b. 腭侧面图。8| 挺出甚至触及牙槽嵴，没有咬合接触，对于移植牙来说无疑是合适的。c. 为了确认牙
根的外状，在石膏模型上的牙根周围缠上矫正用弓丝。d. 在中心部分做一个手柄，为了防止弓丝变形，
用石膏锤等将牙冠部位的石膏砸碎，取出金属丝。e. 检查移植牙的位置。术中使用的弓丝可以作为移植
的指标之一。f. 以弓丝为基准，在石膏模型上观察侧面形状，寻找与对颌牙为 1 对 2 的移植位置。g. 对
照口腔内的图片，在模型上标记附着龈的位置。h. 在模型上标记决定的移植位置的中心。i. 如果附着龈
宽度足够，切口线的设计需要通过移植位置的中心（红线），如果附着龈的宽度不足，移植后颊侧附
着龈的量过少时，可将切口设计在稍微靠近舌侧（蓝线）的位置。移植牙移植后，如果牙龈瓣难以附
着至移植牙，应检查牙龈对于牙根形态来说是否合理

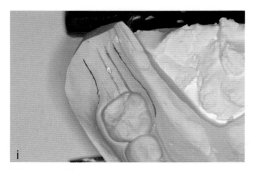

图 11-1(续)

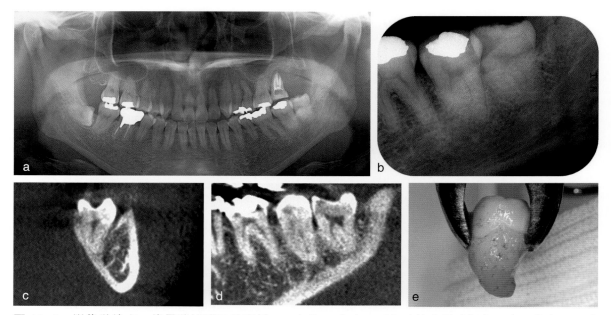

图 11-2　影像学检查。将⌐8移植到⌐7的病例。a. 全景 X 线片，预定移植牙⌐8的根部形态不复杂。b. 牙科 X 线片，在 X 线片中牙根的形态也不清晰。c. CT 的前部断面。牙根向颊侧弯曲。d. CT 的矢状断面，稍微向远中侧弯曲。e. 实际拔牙后的牙根形态，牙根的形态与 CT 影像学检查的结果相同。日常检查中可能会出现影像学检查中形态正常，但实际上情况较为复杂的牙根。本症例的移植牙如图 4a~c 所示，术前经过矫正后进行拔除。对于这种具有复杂形态的牙根，可以考虑术前矫正

　　然后用拔牙钳小心地拔出牙齿，建议尽量避免使用牙挺，以避免损伤牙周膜。

　　如果牙齿几乎没有晃动，牙根细长、双牙根或牙根肥大的情况下，考虑在术前施加正畸力以免损伤牙周韧带（图 11-4）[6]。

　　拔牙后为避免因干燥而损伤移植的牙周膜，在受植侧形成之前将移植牙放回到原本的牙槽窝内。移植牙放回牙槽窝的过程中，阻力大的情况下强行插入牙槽窝的话可能对牙周膜造成损伤，可将移植牙放在生理盐水中保存[7]。

　　如果要移植的牙为有髓牙，移植时不要事先拔髓。因为从牙位上来考虑移植牙在移植后根管治疗将更加容易（特别是当智齿向前牙部移植时）。此外，如果在根管治疗后进行拔除，则会增加冠折和根折的风险。不需要对牙根未完成的牙齿进行牙髓治疗。

　　移植牙为无髓牙时，为抑制炎症性牙根吸收，手术前应进行根管填充物的去除并且暂封

氢氧化钙根管消毒糊剂。移植牙有根尖病变时，术前首先进行根管治疗，待病变消失或好转后再进行移植，移植时应同时行根尖切除和反向根管充填。预充根管的理由是因为反向根管充填更可靠。如果移植牙发生炎症性吸收，几乎是无法处理的，所以术前应该慎重考虑是否行自体牙移植术。

（4）移植床的形成

拔牙后，再次确认移植牙牙根的颊舌径、牙根近远中径、牙根长度、牙根形态、牙周膜等。

在生理盐水冷却的情况下预备移植窝，手术球钻转速 2000~6000 转 / 分钟，或使用植牙钻预备比移植牙稍大的移植窝。如果无法获得清晰的术野，可使用手术刀沿邻牙的牙龈沟切开，将牙龈瓣剥离并翻转。

移植当天将受植侧的牙齿拔出时，尽量不要对拔牙窝进行非必要的搔刮。但如果存在深牙周袋或根尖周病变的话，则应彻底搔刮牙周袋的上皮或者根尖病变的肉芽组织。用剪骨钳或者车针将牙根间隔去除（图 11-3c）。

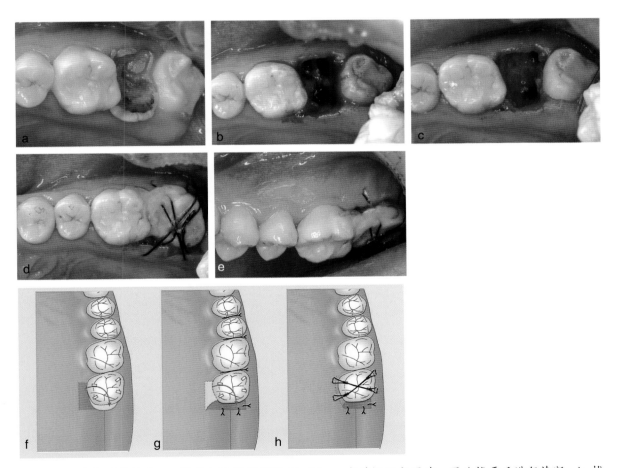

图 11-3　自体牙移植术，X 线片与愈后参照图 11-10。a. 术前⎣7 保留困难，因此拔牙后进行诊断。b. 拔牙后，确认存在牙根间隔残留。c. 移植床形成后，使用剪骨钳或车针去除牙根间隔。d. 移植牙的固定，使用缝合和弓丝进行固定（咬合面）。e. 移植牙的缝合和固定（颊侧面观）。f. 牙龈瓣缝合困难的情况下，可使用带蒂皮瓣移植术，本病例为从腭侧牙龈进行移植。对腭侧牙龈（除远中端）进行切开。g. 将皮瓣向⎣7 远中部移动。h. 将移植瓣与牙龈进行紧密缝合

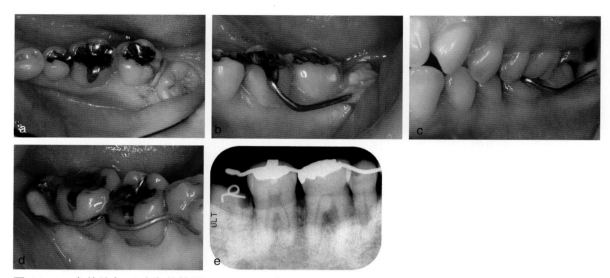

图 11-4　术前施加正畸力的情况。a.使用正畸用橡皮圈在离心方向上施加正畸力。在使用橡皮圈的情况下，仅在一个方向上施加力，这可能会导致牙周膜中的血流受损而导致玻璃样变。所以需要频繁地对移植牙的活动度进行检查，一旦去除橡皮圈，2~3d 后可进行移植。b.使用弓丝施加往复正畸力。用 0.9mm 的弓丝连接移植牙。通过在咬合或侧向移动过程中接触弓丝来施加矫正力。因为有可能存在弓丝脱落的情况，如果有对颌牙存在，用树脂填充移植牙使其产生咬合性外伤。c.侧视图。使弓丝与对颌的 |56 之间在咬合或侧方移动时产生接触。d.当选择牙冠破损的牙作为移植牙时，通过施加正畸力也可以事先使其挺出。使用的弓丝为 1.0mm。e.牙科 X 光片。将正畸用的 0.16×0.16 六角形不锈钢弓丝通过牵引钩连接到挺出的移植牙齿上

（5）移植牙的试配和植立

　　将移植牙在移植窝上进行试配。强行植入有牙周膜损伤的可能，所以一旦无法将移植牙种植到指定位置，需要重新修整移植窝使其能够成功植入。考虑到生物学宽度，移植牙的牙周膜应超出牙槽嵴顶并露出 1~2mm 的安全距离（图 11-5）。

　　移植牙试配时，用钳子夹紧移植牙以免掉落，在使用钳子时尽量避免触碰附着有牙周膜的部位。

（6）移植牙的缝合和固定

　　植入后，先缝合再固定，固定时仅用缝合线固定或使用金属丝和粘接树脂一起固定（图 11-3d、e）。固定时可以将缝合线嵌入移植牙四角的咬合面窝沟以获得稳定的固定。此外，用牙龈瓣无间隙地封闭移植牙齿周围的区域是进行自体牙移植术非常重要的步骤[7]。

　　如果牙龈瓣不足以封闭移植牙齿周围的区域，则可以进行带蒂皮瓣移植术，图 11-3 的病例远中端的牙龈瓣不足，因此将带蒂皮瓣从腭侧翻转 90° 进行移植（图 11-3d~g）。

　　缝合时，对近远中牙间部分进行简单缝合，对移植的牙齿进行两次交叉褥式缝合代替十字交叉缝合。之后固定移植牙并确保牙龈瓣与移植牙紧密接触（图 11-6）。

再植术

（1）再植牙的根管治疗

　　再植牙应尽量先进行根管治疗和填充后再进行再植。对于不能根管治疗的牙齿，并不需

要遵循此原则（如牙根内存在无法去除的桩核）。

与自体牙移植不同，再植术常伴随着根尖部的异常。因此，考虑有一定概率发生的炎症性吸收，所以先进行逆向根管充填以预防这种状况的发生。

（2）再植牙拔除

局部麻醉时应避免牙周膜内注射，避免对牙周膜造成损伤。用手术刀在牙龈沟处做切口，如果不能获得清晰的术野，将切口延伸至邻牙，剥离后翻瓣牙龈瓣。之后，用拔牙钳谨慎地

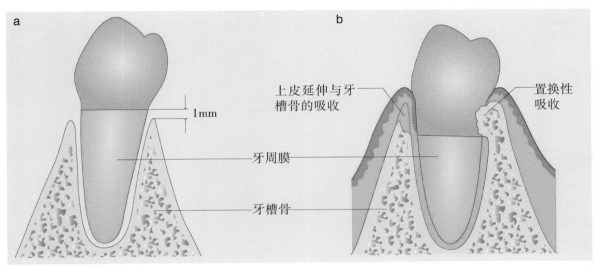

图 11-5　移植牙的位置（图解基于文献 4 所作）。a. 确认理想的移植牙位置，移植牙的牙周膜应超出牙槽嵴顶并露出 1~2mm 的安全距离。b. 不合适的移植牙位置，如果没有牙釉质或者牙周膜的附着存在的部位一旦位于牙槽嵴顶下方深处的部位，会出现上皮延伸或牙槽骨吸收（与牙周炎类似的症状），或者牙根吸收的状况，因此植入时需要注意

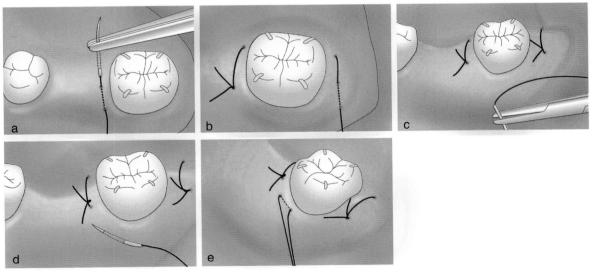

图 11-6　缝合（图片来源：松井宏荣医生的临床基本技能的讲座）。a. 近中端的缝合。b. 远中端的缝合。c. 对移植牙的固定。d. 颊侧的交叉褥式缝合。e. 颊侧面观。f、g. 向舌侧对角线行针。h. 打结。I. 缝合线在打结的处绕两圈。j. 从舌侧进行交叉褥式缝合。k. 向颊侧行针。l. 缝合线在打结的处绕两圈。m. 在最初的手术结处进行打结以代替十字交叉缝合，并且使用超级粘接剂进行固定

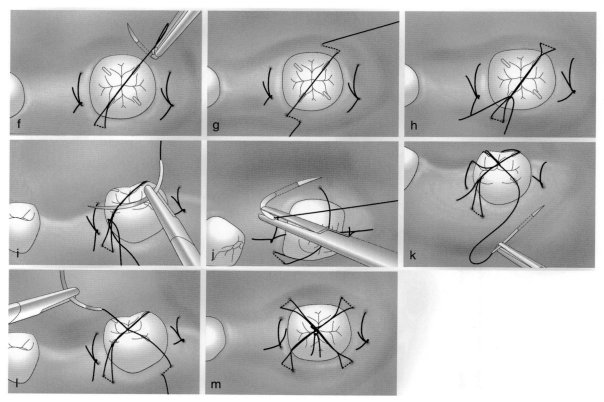

图 11-6(续)

进行拔除。如果必须使用牙钳（残根等）时，尽量使用细窄尖头的拔牙钳，并小心地使牙脱位。

对于不能充分进行根管充填或存在根尖病变的牙齿，可根据需要在口外进行根尖切除术（去除根尖孔附近 3mm ）和反向进行根管充填。

（3）搔刮拔牙窝

根尖部存在病变时，需要使用刮匙和球钻充分地进行搔刮。如果在口腔外进行再植前处理时间过长的情况下，为隔离唾液应该将浸泡在盐水中的消毒纱布塞入拔牙窝。

（4）再植牙的植入

将拔出的牙齿复原到牙槽窝，植入后按照自体牙移植术的流程进行。如果牙槽窝内有很强的抵抗力，可以通过轻微磨削牙根间隔和根尖部的骨壁来避免对牙周膜的损伤。

手术解剖

此手术可能造成损伤解剖结构为：上颌的上颌窦、下颌的舌神经、颏神经、下牙槽神经、下牙槽动脉、颏下动脉和舌下动脉。

上 颌

在预备上颌受植侧时存在上颌窦穿孔的风险。术前应掌握受植侧与上颌窦的距离和位置关系，若移植牙较大，则应考虑行上颌窦提升术（图 11-7）[4]。

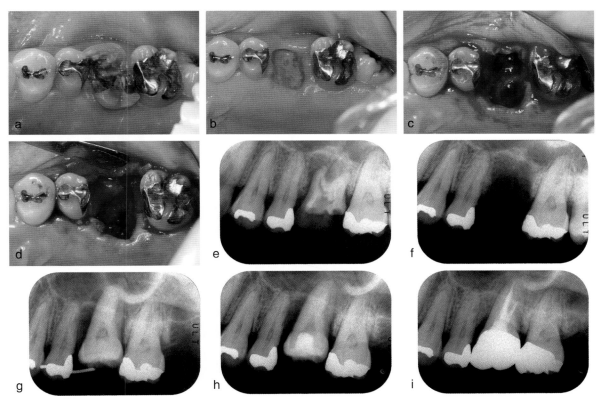

图 11-7　合用上颌窦提升术的自体牙移植术。a. |6 被诊断为牙根断裂并拔除。b. 拔牙后 2 周。c. 牙龈瓣翻转。d. 上颌窦提升后。e. |6 拔牙前。f. 拔牙 2 周后。g. |8 移植后。h. 移植后 3 个月。i. 移植后 6 个月（修复治疗结束时）

下　颌

使用下颌智齿作为移植牙时，进行远中切口或冠切时要注意舌侧的舌神经。预备受植侧时，应注意下方的下牙槽神经和下牙槽动脉，同时也应该注意因舌侧皮质骨穿孔导致颌下动脉以及舌下动脉的损伤。

术后管理

自体牙移植术

（1）根发育完成牙

拆线在通常 1~2 周内，1~2 个月内去除固定。术后 2~3 周内开始根管治疗，并使用氢氧化钙根管消毒糊剂（图 11-8），3~6 个月内确认根管情况。如果受植侧的骨量不足，可以先以可能的角度植入，在一定程度固定后，通过局部矫正来调整移植牙位置（图 11-8f）[5]。

之后进行根管充填和修复（图 11-8g，h）。手术后定期（约 6 个月一次）进行 X 线片检查，确认牙根外吸收状况（图 11-8i）。如果发生吸收，需要考虑重新填充氢氧化钙根管消毒糊剂并再次进行修复治疗。

（2）根未发育完成牙

牙移植后牙髓和牙根发育可以愈合。根据 Moorrees 等人 [8] 的研究，从牙根发育阶段一直到牙根形成阶断，根尖孔开口大（图 11-9），牙髓愈合的可能性都较大，并且根尖孔直径大于 1mm，牙髓愈合的预期平均概率约为 94%[9]。由于移植后牙根可能会停止生长，因此推荐在牙根长度为正常牙根的 2/3 时进行移植[5]。

如果移植后牙髓未愈合，则应按照根发育完成牙根管治疗流程进行治疗。牙髓愈合和坏死的鉴别诊断为约每 2 周进行一次 X 线片诊断和牙髓活性测试。如果发生牙髓愈合，则在移植后约 8 周左右的 X 线片可以观察到牙髓腔闭塞（图 11-10），90% 的病例会在 6 个月内对牙髓活性测试出现反应[10]。

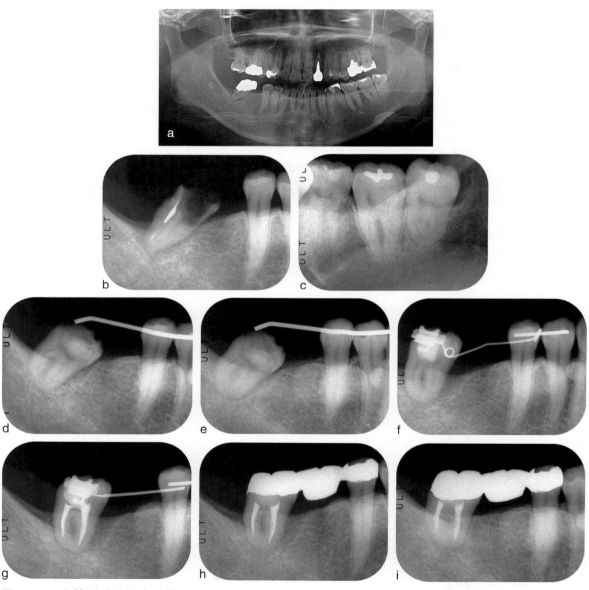

图 11-8　自体牙移植的术后管理。a. 初诊时的全景 X 线片。b. 牙冠去除时，7̄ 被诊断为龈下龋并进行拔除。c. 决定移植对侧非功能牙 8̄。d. 移植后，因牙槽骨内拔牙窝的角度状态，移植牙倾斜。e. 移植后 3 周，开始使用氢氧化钙根管消毒糊剂。f. 移植后 5 个月，进行局部正畸治疗以改善牙轴角度。g. 移植后 6 个月进行根管填充（矫正后保持期间）。h. 修复治疗结束时（移植后 7 个月）。i. 修复治疗后 12 个月（移植后 19 个月）

再植术

　　大约 1 个月后去除固定。因为再植术中牙与牙槽窝的相容性优于自体牙移植术，所以固定时间较短。之后的操作流程与自体牙移植术类似。

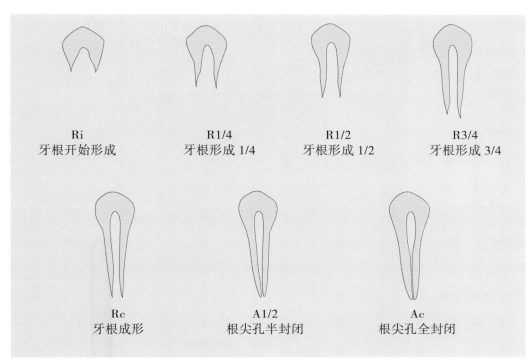

图 11-9　牙根成形（图片来源：Moorrees 等人的研究）

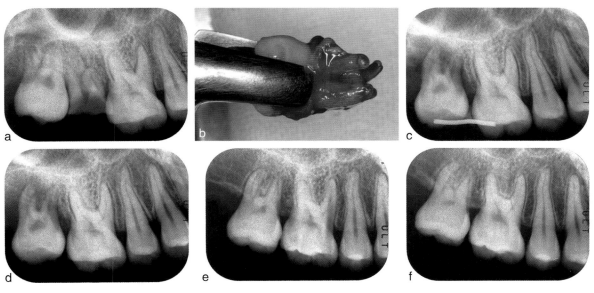

图 11-10　根未发育完成牙的移植。a. 7| 诊断为难以保留。8| 根尖孔开放。b. 8| 根尖处确认存在被认为是牙囊的组织。c. 移植后即刻。d. 移植后 2 个月。e. 移植后 6 个月。根尖孔有闭合的倾向。f. 移植 12 个月后，根尖孔闭合，根管髓腔消失和冠部牙髓部分消失

手术成功与否的判断标准 [2]

X 线片

- 可以观察到正常的牙周膜腔的宽度与牙槽骨硬骨板，
- 没有进行性的牙根吸收的症状。

口内检查

- 牙齿动摇度和叩诊音正常，
- 牙龈没有炎症或附着丧失，
- 无主观症状，口腔功能正常。

术后并发症

牙根吸收

牙根吸收常发生在牙周膜和牙骨质受到损伤的情况下，损伤后牙根吸收仅局限于牙骨质时为表面吸收。如果损伤到牙本质时，牙本质小管则会暴露在外，随即牙本质小管内发生感染，破骨细胞激活，最终导致炎症性吸收。

在没有感染的情况下，损伤部位会由于骨细胞的影响而发生替代吸收。

（1）表面吸收

牙骨质被巨噬细胞和破骨细胞吸收。表面吸收不仅会发生在自体牙移植术中，也会发生在接受正畸治疗的牙齿或者存在咬合创伤的牙齿中。

（2）炎症性吸收

易发生在 4~8 周内 [11]，研究表明炎症性吸收会以每天 0.01mm 的速度进行 [12]。

对策：通过使用氢氧化钙根管消毒糊剂，提升碱性磷酸酶的活性以对抗破骨细胞由来酸性磷酸酶的活性 [4]。

（3）置换性吸收

研究表明，置换性吸收容易发生在 8 周 ~1 年内 [11]。

对策：首先需要配合积极地咬合，并且让患者用手指晃动牙齿，每日 3 次，每次 1min，连续 1 个月 [13]。若无改善，可以考虑将牙齿挺出或者使用钳子使之脱位 [4]。

部分牙根未获得附着

发生深牙周袋和牙槽骨吸收。发生原因可能是由于患有牙周病的牙齿植入过深或治疗时移植窝的牙周袋上皮残留，导致固定用的修复材料渗入。

对策：进行正常的牙周治疗。

牙槽骨缺损持续存在以及愈合延迟

因移植牙与受植侧相容性非常差会导致缺损持续存或愈合延迟。

对策：在确保与对颌牙间隙的同时，进行长时间固定，并且需要彻底去除牙菌斑。

致　谢

执笔之时，感谢斎田寛之医生、杵淵洋一医生的指导；同时感谢佐々木直樹医生，武田浩平医生提供资料。

文　献

[1] 中村 進ほか. 歯牙再植・移植の臨床的研究. 日口外会誌，1980, 26(4):982–990.

[2] 月星 光博. 自家歯牙移植〈増補新版〉. [S.l.]: クインテッセンス出版，2014.

[3] Grossman LI. Intentional replantation of teeth. J Am Dent Assoc, 1966, 72(5): 1111–1118.

[4] 下地勲. 入門自家歯牙移植―理論と臨床―. [S.l.]: 永末書店，1995.

[5] 下地勲. 歯の移植・再植 これから始めるために. [S.l.]: 医歯薬出版，2016.

[6] 押見一. 自家歯牙移植における「根回しジグリング」と「歯肉えりまき」. 日本歯科評論，1993(607):65–74.

[7] Tsukiboshi M. Autotransplantation of teeth:requirements for predictable success. Dent Traumatol, 2002, 18(4): 157–180.

[8] Moorrees CF, et al. Age variation of formation stages for ten permanent teeth. J Dent Res, 1963, 42: 1490–1502.

[9] Andreasen JO, et al. A long-term study of 370 autotransplanted premolars. Part Ⅱ. Tooth survival and pulp healing subsequent to transplantation. Eur J Orthod, 1990, 12(1): 14–24.

[10] Kling M, et al. Rate and predictability of pulp revascularization in therapeutically reimplanted permanent incisors. Endod Dent Traumatol, 1986, 2(3): 83–89.

[11] Andreasen JO. A time-related study of periodontal healing and root resorption activity after replantation of mature permanent incisors in monkeys. Swed Dent J, 1980, 4(3): 101–110.

[12] Andreasen JO. The effect of pulp extirpation or root canal treatment on periodontal healing after replantation of permanent incisors in monkeys. J Endod, 1981, 7(6): 245–252.

[13] Andreasen JO. Atlas of replantation of teeth. Mediglobe, 1991.

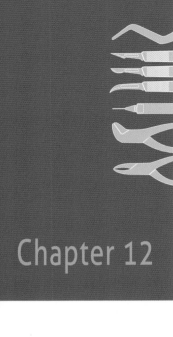

第 12 章
完全脱位牙的再植

Chapter 12

岩永 讓　白本幸士　松下祐樹

要　点

1. 对于再植完全脱位牙来说最重要的是再植的速度、牙周膜的处理，以及告知患者或者监护人治疗相关事宜以及风险。

2. 完全脱位牙再植的治疗目标和方法取决于牙周膜干燥时间是否超过 60min。

3. 完全脱位牙再植的目标为正常治愈。但作为治疗结果的让步，可能发生的牙齿固连也是可接受的治疗结果。

4. 禁止使用自来水、蒸馏水等非生物活性液体或酒精等清洁和储存完全脱位牙的牙齿。

概　述

口腔颌面外伤包括骨折、软组织损伤、下颌关节脱位、牙槽骨骨折、牙齿脱位和牙折等。本章描述了牙齿的完全脱位和再植，这对口腔医生而言是少数具有时效性的紧急治疗之一。原则上需要根据国际牙外伤学会（International Associational of Dental Traumatology，IADT）[1]和日本牙外伤学会（JADT）[2] 在 2012 年发布的治疗指南进行诊断、治疗和随访观察。

在牙外伤中，完全脱位（脱落）恒牙的比例为 0.5%~3.0%[3-4]，但脱位时的牙齿和牙周组织的状况（龋病或牙周炎）会影响再植的效果，因此需要理解并非所有牙齿的预后都能够预测。大多数的患者为未成年，医生要向监护人进行日常口腔健康指导，并且充分解释说明预后情况以获得监护人同意，这样做可以避免术后出现纠纷。

定　义

牙齿从牙槽中完全脱落，也被称为脱落牙。

受伤后的紧急处理

①受伤后立即从牙冠部拾取，避免触碰其他位置。

②放入牛奶或其他保存液中后，立即赴诊；也可以将牙齿放置在患者的口腔前庭或舌下部，但仅限于没有吞咽风险年龄的患者。

- 切勿储存在非生物活性的液体中，如自来水、蒸馏水或酒精。保存液参见表 12-1[5-6]。

③整个过程中紧咬消毒纱布以止血。

- 国际牙外伤学会（IADT）的治疗指南详细描述了脱位后由非口腔医疗工作者的再植流程，但日本牙外伤学会（JADT）治疗指南几乎没有提到这一点，而且可能造成感染和对牙周膜的造成不必要的损伤。考虑到口腔健康知识普及的状况，笔者认为，在到达口腔医院前，将牙齿储存在保存液中为第一选择。

表 12-1　牙脱落后的保存液和保存期限（基于文献 [5-6] 作成）

保存液体的种类	保存期限	准备难度
脏器保存液	48h 以上	困难
Teeth keeper NEO	12~24h	可能
牛奶（除过高温巴氏灭菌奶和低脂肪牛奶）	12~24h	简单
生理盐水	1~2h	简单

术前评估

完全脱位牙的治疗方法取决于有无萌出牙（恒牙或乳牙）、牙根的状况（完整的牙根或未发育完成的牙根）以及牙周膜的情况。

没有后继萌出牙的恒牙和乳牙可以进行再植，如果存在后继萌出牙的情况下，原则上不建议再植。对于根发育完成的牙来说一旦完全脱位，失活的可能性是 98%[1]。此类牙基本上都需要根管治疗。此外，根未发育完成的牙能够进行血运重建（revascularization）。根据报告，30%~40% 病例的牙髓都能再生[1]。

牙周膜的状态需要根据口腔外的干燥时间（从脱位到再植所经过的时间或在保存液中储存的时间）来判断。安全时间为 60min 以内。需要尽快对受伤者或监护人进行问诊，并且确认受伤时间（脱落时间）。根据口腔外干燥时间，牙周膜的状态分类如下：

- 脱落后立刻就诊——牙周膜细胞基本存活。
- 口腔外干燥时间少于 60min——牙周膜细胞部分存活 / 失活。
- 口腔外干燥时间大于 60min 或更久——牙周膜细胞失活。

对于需要延迟再植的牙来说，治疗的最终目标是在维持牙齿功能性和美观性的同时维持牙槽骨的量，愈合方式大多为牙齿固连。此术式并不能期待长期良好的预后，术后随着置换性吸收的进展，牙齿最终会脱落。当合并有牙槽骨骨折、牙根折断、感染和重度牙周炎等症状时，预后较差。因此医生的判断需要随机应变。

术　式

手术一般在局部麻醉下进行，但如果患者患有全身性疾病，则应根据需要与相关科室联合治疗。

【使用器具】
- 牙齿保存液（Teeth keeper NEO®）
- 生理盐水（清洗用）

- 持针器
- 缝合线（如 4-0 的适当粗细的丝线或尼龙线）
- 弓丝（伴随有牙槽骨骨折时使用，如有必要建议使用直径在 7mm 以上的弓丝[5]
- 矫正用橡皮链
- 粘接树脂（Super-bond® 等）

再植术

（1）脱落牙的处理

检查脱落牙的状态并将其放入牙齿保存液或使用浸湿保存液的纱布将其包裹，防止牙齿在重新种植前变干燥。如果牙齿被污染，小心使用生理盐水或其他保存液进行清洗。

如果牙齿脱落后不能马上进行再植时，可以使用表 12-1 所示的保存液，尤其是生理盐水和牛奶这种常备保存液。此外，牙齿保存液的价格较低（图 12-1），医生可以在门诊常备。为了保持湿润也可以将牙齿包裹在保鲜膜。切勿储存在非生物活性液体中，如自来水、蒸馏水或酒精。非生物活性液体反而会引起牙周膜细胞的失活，其结果与干燥保存没有不同。

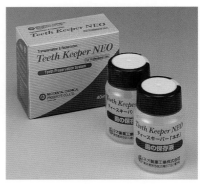

图 12-1　牙齿保存液（Teeth keeper NEO®）

（2）牙周膜的处理

应尽可能小心地保存牙周组织。根据 IADT 的指南，牙齿在口腔外干燥时间超过 60min 时，学术界基本上存在赞成和反对两种态度，也有去除牙周膜的情况。笔者在临床上遇到这种情况时，若存在有明显的牙周膜失活的情况会用纱布去除牙周膜。这种情况下可以在再植前进行根管治疗。不过，由于临床上遇到的大多数病例都较为复杂且难以判断，需要灵活变通，笔者经历的临床病例将在后面讲解。

（3）确认脱位牙有无根折或者是否存在牙槽骨和颌骨骨折

检查脱位牙是否根折，以及牙槽窝内是否残留折断的牙根时，医生可以使用放大镜或牙科显微镜，这有利于检查牙槽窝内部的情况（有无骨折线或残留牙根等）。

（4）再　植

轻柔植入，避免压力对牙槽窝造成损伤。一旦施加过大的压力或对牙槽窝内组织造成损伤，会导致该部位的牙周膜损伤坏死。

（5）确认再植状况

直接与患者监护人确认再植后的牙是否与之前的位置相同。进行最终固定前一定要先进行牙科 X 线片检查，确认再植牙的位置。

（6）固　定

使用弓丝或粘接树脂（Super-bond® 等）进行 10d 至 2 周的邻牙柔性固定（flexible；允许生理动度的存在）。既往疗法中，刚性固定（rigid；抑制生理动度的强力固定）曾被推荐，但近年来除了伴有牙槽骨骨折和牙根折断等严重的病例外，推荐使用半刚性固定（semi flexible；在 flexible 与 rigid 中间的中等程度的固定）或者柔性固定（flexible）。

有研究曾通过过强的固定如夹板和弓丝固定来诱导牙齿固连，但另一方面，也有研究认为应该保留在功能性牙齿生理动度，这样可以避免牙齿固连[5]。固定的方法有很多，如使用 Super-bond®，用于正畸的橡皮链，以及复合树脂等。固定方法见表 12-2。

表 12-2　满足外伤牙固定的条件（基于文献 [2] 制作）

- ·并非使用正畸力，而是被动力
- ·允许生理动度的存在
- ·对软组织没有伤害
- ·对咬合功能没有影响
- ·能够进行根管治疗
- ·方便清洁
- ·去除简单

术后管理

（1）根管处置

在手术后 10d 至 2 周内（固定移除前）开始根管治疗。对于根未发育完成的牙来说，为达到血运重建（revascularization）的治疗目的，因此只有出现牙髓坏死迹象时才可开始根管治疗。建议用氢氧化钙根管消毒糊剂暂封 1 个月后进行根管充填[1]。

（2）观察期

向患者及其监护人说明术后复诊的重要性（尽可能在 1、2、3、6、和 12 个月后分别进行复诊，如果条件允许 3~4 年后也需要）。固定物拆除后，需要对牙齿动度和影像学检查进行评估。如果牙齿过于松动，一周后指导患者再次复诊，并再次检查牙齿动度，一般正常愈合的情况下，牙齿不会过于松动。

（3）生活指导（运动、饮食）

能否运动取决于运动的类型和激烈程度。虽然有些运动可以接受，但也应在拆除固定之前应避免。咬合时也应注意，在去除固定之前，需要避免对固定位置施加咬合力。

（4）再植牙的预后

即使按上述方法进行再植，也未必能够成功，以下将介绍成功的标准[1]。

①成功时的 X 线检查：

- 再植牙的周围可以观察到正常宽度的牙周膜腔或者白线；
- 没有观察到进行性牙根吸收（内部吸收或外部吸收）。

②成功时的临床表现：

- 牙齿动度和叩诊音正常；
- 无附着丧失；
- 没有不适的主观症状；
- 有正常的口腔功能。

对于治疗的判断，上述这些条件并不是缺一不可，需要根据临床实际症状进行判断。

临床病例

临床病例 1

患者为 19 岁女性，因发生交通事故而导致 1| 完全脱位，3h 后赴院就诊（图 12-2a），脱

落牙为根发育完成的牙。

牙脱落后约 3h，牙周膜细胞部分失活（未完全失活），预计根发育完成的牙的牙髓因脱位而失活。存在残留少量活性牙周膜的可能性，因此并不需要彻底去除牙周膜。

在牙科 X 线片（图 12-2b）和全景 X 线片的影像学诊断中确认无骨折线后，在用生理盐水彻底清洗后，立即植入，并通过牙科 X 线片确认后再使用 super-bond® 与邻牙进行固定（图 12-2c，d）。再植两周后去除固定物（图 12-2e）。

再植一周后开始牙髓治疗，使用氢氧化钙根管消毒糊剂进行暂封一个月后实施根管治疗（图 12-2f）。再植 4 个月后怀疑出现牙齿固连的症状（金属叩诊音，生理动度消失）（图 12-2g，h）。

再植 3 年后除了上述症状之外，X 线片检查硬骨板模糊，怀疑牙根远中端出现置换性牙根吸收，但是没有出现任何自觉症状或牙齿动度（图 12-2i、j）。

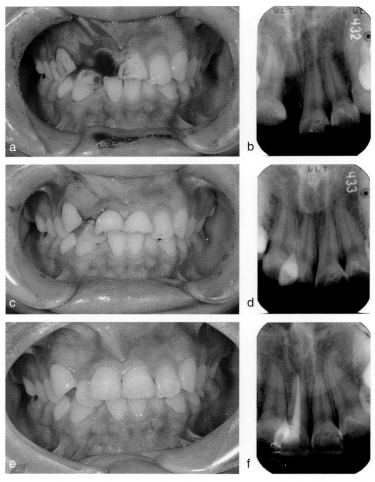

图 12-2 临床病例 1。a.初诊时口内照。b.初诊时牙科 X 线片。c.固定后的口内照。d.为了确认再植的情况拍摄的牙科 X 线片。e.再植两周后，去除固定。f.再植 1 个月后的 X 线片，根管填充。g.再植 4 个月后口内照。h.再植 4 个月后的牙科 X 线片。i.再植 3 年后的口内照。j.再植 3 年后的牙科 X 线片，出现轻微的牙根吸收（箭头处）

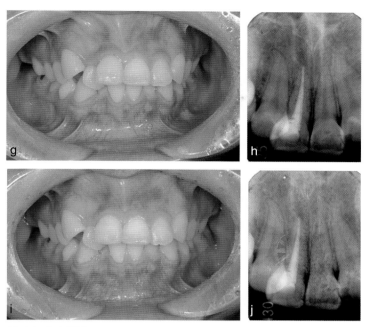

图 12-2（续）

临床病例 2

　　患者为 32 岁男性（智力低下，因慢性肾衰竭进行血液透析）。因在家中跌倒而导致 1| 完全脱位，受伤 15 个小时后就诊（图 12-3a）。脱落牙为失活牙。

　　牙周膜在损伤后约 15h 内完全干燥，因此牙周膜细胞的活性完全丧失（图 12-3b、c）。在牙科 X 线片（图 12-3d）和全景 X 光照片的影像学诊断中没有观察到骨折。从牙科 X 线片来看，脱落牙 1| 远中的牙槽骨吸收显著。此时可以接受再植后很可能发生的牙齿固连，因此使用生理盐水浸湿的纱布尽可能地去除牙周膜。

　　再植后用 X 线片确认（图 12-3e），将保持近远中牙间隙的两侧邻牙与再植牙用弓丝和 super-bond® 固定（图 12-3f）。再植 4 周后拆除固定（图 12-3g），此外仍然有轻微的动度（M1 的程度）。再植后 4 个月出现牙齿固连的症状（金属叩诊音，生理动度消失）（图 12-3h，i）。再植 15 个月后，除上述症状外，X 线片检查牙周膜消失（图 12-3j）。再植后 3 年无自觉症状或牙齿动度（图 12-3k）。

总　结

　　如临床案例所示，在实际临床工作中很难将 60min 这一时间点作为分界线进行诊断。除时间外还取决于干燥状况和受伤部位的状况。脱位牙可能会发生牙齿固连，也可能会愈后良好。需要向患者或者监护人说明治疗目标和方法，并在一定程度上解释说明治疗后的预后以及处理方法。在说明并获得同意后可以开始进行治疗。

　　最后，在普通人中牙科紧急处理方法的普遍率并不高，由于受伤者多为未成年人，年轻恒牙再植的意义不可估量，口腔医生在日常的治疗之外，也应该致力于对幼儿园、学校等其他相关的公共机构普及完全脱位牙的急救知识。

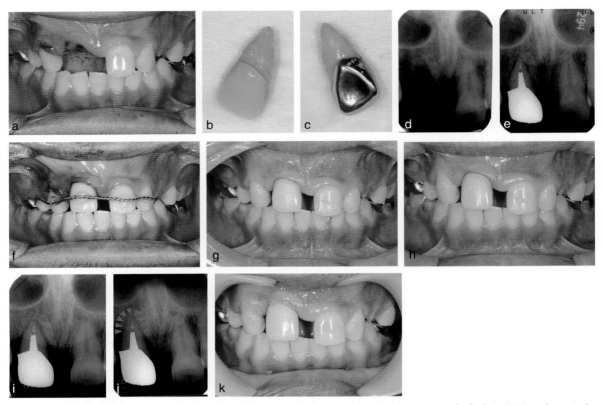

图 12-3 临床病例 1。a. 初诊时口腔内图像。b. 脱落牙（唇侧面观）。c. 脱落牙（腭侧面观）。d. 初诊时牙科 X 线片。e. 再植后通过牙科 X 线片确认再植情况。f. 固定后口内照。g. 再植 4 周后去除固定。h. 再植 4 个月后的口内照。i. 再植 4 个月后的 X 线片。j. 再植 15 个月后的 X 线片，牙周膜腔模糊（箭头处）。k. 再植 3 年后的口内照

文　献

[1] Andersson L, et al. International Association of Dental Traumatology guidelines for the management of traumatic dental injuries: 2. Avulsion of permanent teeth. Dent Traumatol, 2012, 28(2): 88–96.

[2] 日本外傷歯学会 . 歯の外傷治療ガイドライン，2012(http://www.ja-dt.org/file/guideline.pdf)

[3] Glendor U, et al. Incidence of traumatic tooth injuries in children and adolescents in the county of Vá stmanland, Sweden. Swed Dent J, 1996, 20(1–2): 15–28.

[4] Andreasen JO, Andreasen FM. Avulsions//Andreasen JO, et al. eds. Textbook and color atlas of traumatic injuries to the teeth. 4th ed. [S.l.]: Wiley-Blackwell, 2007, 444–488.

[5] 高木裕三 . 外傷歯の標準治療および一般的な予後経過 . 日補綴歯会誌，2014, 6(2):119–124.

[6] 村松健司 . 歯の外傷について . 歯学，2010, 98:21–25.

第13章
脓　肿

飯田昌樹　喜久田翔伍　岩永　譲

Chapter 13

要　点

1. 脓肿的基本治疗为切开引流和使用抗生素。

2. 原则上，脓肿可能发生在口腔的任何部位，必须注意口腔底部和下颌部的脓肿会对呼吸道造成影响。

3. 需要了解黏膜、骨膜和肌肉等构造的分层结构，避免损伤神经和血管等重要的解剖结构。

4. 如果怀疑存在肿瘤，则禁止切开引流。

概　述

脓肿是一种局限在组织内的化脓性炎症，主要是由聚集的中性粒细胞坏死产生的降解酶使炎症组织溶解形成脓腔。大多数发生在口腔内部的脓肿病灶是由根尖周炎、边缘性牙周炎、外伤或异物感染所引起的。脓肿继续向组织间隙发展则会进展为蜂窝织炎，一旦发生这种情况要立即到专业外科医疗机构就诊。

糖尿病患者、儿童和老年人，以及因治疗恶性肿瘤而导致免疫缺陷的患者的症状可能会迅速恶化，因此需要格外小心。在治疗前需要彻底询问病史。

治疗的基础是切开引流，并给予适当的抗生素。因为致病菌多为厌氧菌，所以应尽早打开脓腔。在不能打开脓腔的情况下，可能有发展为重症的风险，应尽快到专业外科医疗机构就诊。脓肿可能发生在口腔的任何部位，但应特别注意发生在舌根部、口底和下颌牙槽骨内侧的脓肿。如果这些部位的化脓性炎症一旦波及组织间隙，则会发展为重症颈部蜂窝织炎并有导致气道狭窄或发展为纵隔炎的风险。

本章将详细介绍对局限于组织内（并未侵袭组织间隙）的脓肿的切开引流，这也是口腔医生经常在临床上遇到的情况。

术前评估

诊断时首先需要鉴别病灶性质、是否可以做切口，以及转诊到专科医疗机构的必要性。

　　如果病灶不明确，或是非常罕见、但可能是恶性淋巴瘤或小唾液腺肿瘤等看似脓肿样的病变，就不应盲目切开。特别是硬腭和牙槽骨区域的脓肿可能与肿瘤难以区分，所以需要小心。

　　如果病灶性质明确，触到波动感则需要切开脓肿引流，预测脓肿存在于哪一层（黏膜、骨膜下、间隙等）将决定切口的深度和风险。

　　如果没有触及明显的波动感但怀疑有脓肿形成时，不能断然做切口，首先需要进行穿刺检验（图 13-1）。对脓肿腔施加压迫并刺入，若能抽出脓液，可直接将针头作为排出瘘管进行脓液引流。如果不能抽出脓液，就不能立即做切口，应让患者服用抗生素并在第二天复诊。

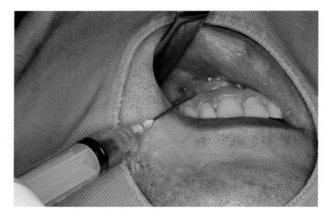

　　脓肿与早期蜂窝织炎的鉴别诊断仅凭临床表现来区别是非常困难的，对于浅表性化脓性炎症以外的脓肿，单纯的 X 线检查是不够的，还需要配合 CT、MRI 以及超声波等检查。如果存在吞咽困难的情况，或者下颌肿胀发红的情况，则存在气道狭窄的风险。如果颜面或颈部伴有肿胀的情况，则考虑患有蜂窝织炎。此外，伴有高热等全身情况不佳、进食困难的患者，以及有既往病史的患者，应转诊到专门的医疗机构就诊。

图 13-1　穿刺检验

术　式

【使用器具】

- 18G 注射针、5mL 注射器（穿刺检验用）
- No.11 号手术刀或 No.15 号手术刀
- 直镊
- 骨膜剥离子
- 蚊式止血钳
- 生理盐水，清洗注射器用
- 引流管（绷带纱布、橡胶引流管、彭罗斯引流管）
- 持针器
- 引流管固定线

局部麻醉

　　原则上，在病灶周围直接注射麻醉剂可能会导致炎症的扩大（图 13-2）。此外，局部麻醉对急性炎症部位难以奏效，患者的疼痛阈值也相对低下，患者可能会因为疼痛带来的压力和恐惧而出现迷走神经反射（不适、心率下降、冷汗、意识消失等）或者出现过度通气综合征（呼吸困难、呼吸急促、四肢麻木等），医生在治疗时应考虑到这些症状发生的可能性。

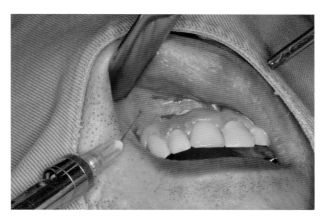

图 13-2　脓肿周围局部麻醉

牙槽部和硬腭的脓肿切开

在脓肿正上方做一个切口，以便能够彻底地打开脓肿腔。如果切口过小，引流会不充分且引流道会提前闭合，所以至少要保证切口在 10mm 以上，才能正常放置引流管。

在牙槽区，切口线应与𬌗平面平行且垂直于骨面，在硬腭部的切口线应平行于腭大神经和血管的走行且垂直于骨面。对于黏膜下脓肿，将 11 号手术刀尖端朝外刺入脓肿腔，上挑式切开黏膜，这样容易排脓（图 13-3）。骨膜下脓肿需要用 15 号手术刀对骨膜进行彻底地切开。对于切牙孔、腭大孔、颏孔附近的脓肿，应仅做黏膜切口，之后为避免损伤神经和血管，使用蚊式钳将脓腔钝性打开。

打开脓腔后，用生理盐水冲洗，之后插入引流管并缝合固定 1~2 处以防止引流管脱落（图 13-4）。牙槽部的脓肿由于被周围组织挤压而不能有效固定引流管，因此可以使用纱布引流或橡胶皮条引流。

口腔底、颊部、舌的脓肿切开

口腔底部、颊部、舌部无支持骨，且存在神经、血管、唾液腺导管等需要注意的解剖结构，故而在做切口时注意不要损坏这些构造。不论在哪个部位，切口线都应与神经、血管和唾液

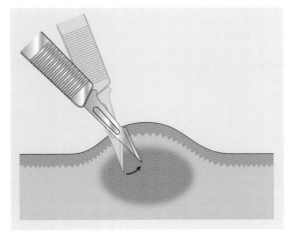

图 13-3　切开引流。浅表脓肿，No.11 号手术刀反挑式持刀，使用手术刀尖端上挑式做切口

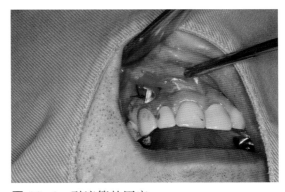

图 13-4　引流管的固定

腺导管平行，切口深度应仅停留在黏膜部，之后使用蚊式钳或皮氏钳钝性分离至脓腔。

　　钝性分离时，如果脓腔距黏膜切口距离较远，可能不利于引流，因此应尽量在脓腔正上方切开。如果钳的尖端插入脓腔内就可以排脓，这时可稍稍张开尖端以确保排脓通道。因周围组织的肿胀而导致排脓困难时，可以选用彭罗斯引流管引流。

手术解剖

　　在口腔内形成的脓肿大部分是由龋病（根尖周炎）和边缘性牙周炎等牙源性感染（图13-5）引起的。因此了解炎症的波及范围及其解剖结构对于诊断和治疗来说非常重要。如上所述，有必要了解剖结构的分层构造（黏膜下组织、神经的走行等）。

　　炎症会避开骨、肌肉和韧带等组织，容易波及肌肉间隙或者松散的结缔组织。根尖周炎的炎症蔓延部位与病灶牙的位置有关。

　　下颌脓肿的形成大致分为颊侧或舌侧两类。颊侧脓肿大多数都在颊肌深层（图13-6）。舌侧脓肿的部位主要取决于下颌舌骨肌的附着部位。下颌舌骨肌的走行为由后向前，且肌肉附着的部位靠近下颌骨下缘。如果下颌舌骨肌的为下颌骨低位附着时，下颌舌骨肌附着点位于脓肿下方，此时脓肿容易向舌侧口底部（舌下间隙）扩散（图13-7）。反之，如果下颌舌骨肌为下颌骨高位附着时，则脓肿容易扩散至颏下部和下颌下部（图13-8），这种情况下需

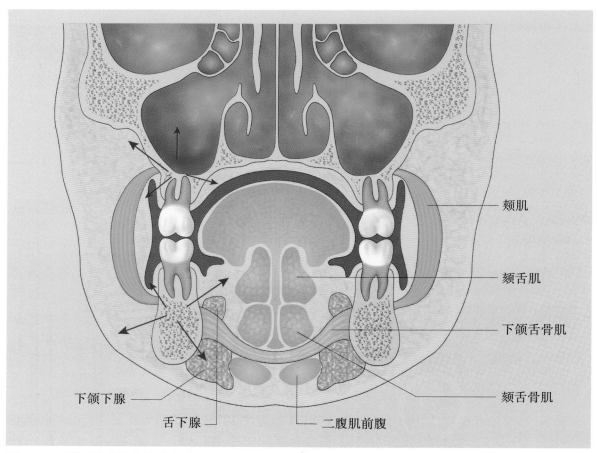

颊肌

颏舌肌

下颌舌骨肌

颏舌骨肌

下颌下腺　　舌下腺　　二腹肌前腹

图 13-5　牙源性感染症的感染波及路径

要在口腔外做切口，应考虑将患者转诊至外科专门医疗机构。

舌下间隙与下颌舌骨肌后缘处的下颌下间隙相连（图 13-9），同时与后外侧上部的翼下颌间隙相通（图 13-10），舌侧脓肿一旦扩散，就很容易演变为重症。在舌下间隙发生的炎症很容易超出下颌舌骨肌蔓延至下颌下间隙[1]，因此需要注意脓肿向口底部蔓延。

在口底部做切口时，要注意舌神经、舌动脉，以及下颌下腺管的走行。从解剖学的角度来说，在舌下皱襞的外侧（下颌下腺管处的黏膜隆起）做切口相对安全，因此口腔底部的切开应尽可能在舌下皱襞外侧进行。

上颌部的脓肿形成与下颌部的脓肿形成一样也分为颊侧和腭侧两类。颊侧脓肿大多数都在颊肌深层（图 13-11）。腭侧黏膜下没有肌肉存在，当骨膜下脓肿导致骨膜隆起时，神经血管束也被顶起（图 13-12），因此如果使用手术刀做切口排出脓液时，神经血管束可能已经受损。腭大动脉、静脉与主神经干可能非常接近，所以在切开时应更加谨慎（仅对黏膜进行切开）。

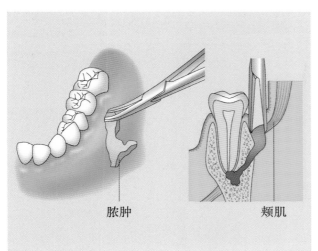

图 13-6　颊侧脓肿

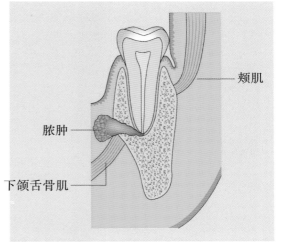

图 13-7　脓肿向舌下腺的蔓延

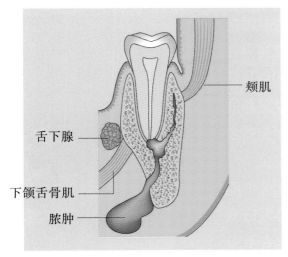

图 13-8　脓肿向颏下部和下颌下部的蔓延

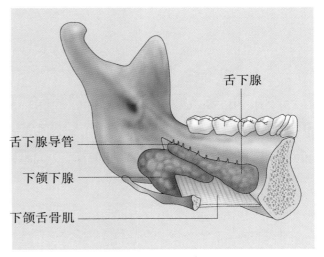

图 13-9　舌下间隙与下颌下间隙的连通

切口应该尽可能沿黏膜纹理（图 13-13）[2]。除此之外，在能够保证排脓的情况下，熟悉黏膜和骨膜的分层结构，并注意避免损伤神经等重要解剖结构。

术后管理

通常数天内会观察到排脓停止，但在此之前需要保持放置引流管。对于引流管的去除，除了排脓消失之外，红肿、疼痛等临床症状也应有改善的趋势。如果临床症状加重，有可能是由于脓液未排出或已发展为蜂窝织炎，应尽快到专业外科医疗机构就诊。

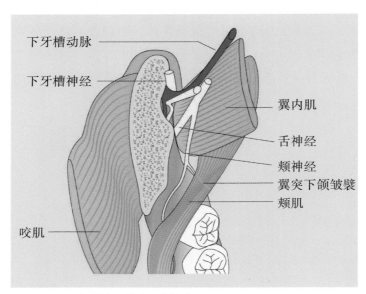

图 13-10 与翼突下颌间隙的连通

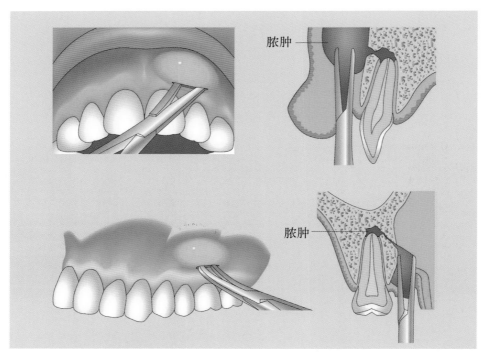

图 13-11 上颌脓肿

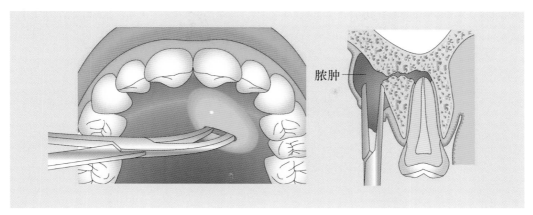

图 13-12 腭部骨膜下脓肿

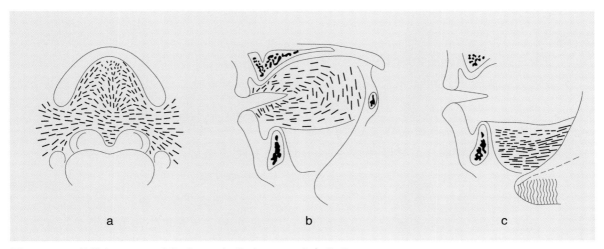

图 13-13 黏膜切口。a.腭黏膜。b.颊黏膜。c.口腔底黏膜

引流管过早拔除可能引起感染加重，引流管拔除过晚可能影响伤口愈合，因此需要每天进行检查和清洗引流管。急性症状能得到控制后应及时针对病因进行治疗。

文 献

[1] Ariji Y, et al. Odontogenic infection pathway to the submandibular space:imaging assessment. Int J Oral Maxillofac Surg, 2002, 31(2): 165-169.

[2] 茂木克俊. 口腔黏膜割線および皮膚割線の研究. 日口腔科会誌，1979, 28(4):540-554.

第14章

激光治疗

福冈宏士　竹内尚士

要　点

1. 用激光做切口时，通常不需要缝合。

2. 结痂后，痂皮可以阻断外界刺激，同时可以减轻术后疼痛。激光治疗后伤口表面会被白苔（呈白色溃疡状）覆盖，保留白苔可促进愈合，因此应叮嘱患者不要自行将其移除。

3. 术后很少出现症状复发或形成瘢痕组织。

4. 如果在切除过程中形成的碳化层较厚，激光束会被碳化层吸收，导致难以对组织进行切除。因此应在照射的同时使用生理盐水浸湿的纱布擦除碳化层。

5. 使用激光来止血或促进凝血时，最好关闭气枪，以防止皮下气肿和坏死骨形成。

6. 不同种类的激光之间特性和波长存在差异，因此需要不断寻找更加有效的照射方法、照射条件以及激光设置。

概　述

　　激光大致分为组织表面吸收型和组织透射型两种，牙科组织表面吸收型激光主要有 CO_2 激光和 Er：YAG 激光，牙科组织透射型激光包括 Nd：YAG 激光、半导体激光等[1-3]。此外，激光根据照射方式可分为高功率照射治疗（High Reactive Level Laser Therapy；HLLT）和低功率照射治疗（Low Reactive Level Laser Therapy；LLLT）。HLLT 又称 Hard laser，除了有组织蒸发作用和组织切开作用外，还可在创面能够形成一层碳化层，碳化层对创面有保护作用[1-8]。与之相对的，LLLT 又称 Soft laser，利用其光化学以及光生物学特性，能够起到消炎、镇痛、促进伤口愈合的效果[1-2,4-6]。依照温度进行分类的话，37℃ ~60℃会对软组织产生温热效应；60℃ ~100℃能够引起使蛋白质变性凝固，有组织收缩和止血的效果；100℃以上可以蒸发和切除组织；200℃以上会引起组织的碳化和燃烧[1-3]。外科手术常用 CO_2 激光（Bel Laser，Takara Belmont；图 14-1a）和半导体激光（Osada Light Surge 3000，Osada Electric；图 14-1b）。本章将对日本国内最流行的 CO_2 激光的使用进行讲解。

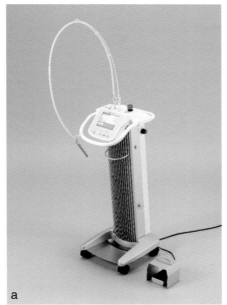
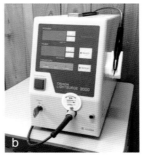

图 14-1　激光仪器。a. CO_2 激光（Takara Belmont）。b. 半导体激光（Osada Electric）

术前评估

激光外科手术的优点

激光具有麻醉作用，因此可以最大限度地减少浸润麻醉的使用量。

大多数情况下术后不用进行缝合，故而可以缩短治疗时长。即使是无法配合治疗的儿童和残障人士也能够迅速地结束治疗。

可以在切开的同时进行止血，因此激光适用于患有糖尿病等全身性疾病或者凝血异常患者[1]。

此外，在进行激光治疗时还有两点需要注意：一是需要确认是否安装了人工心脏起搏器等植入式医疗器械；二是需要确认手术部位的组织是否存在恶性病变。目前虽然已经确认某些类型的激光不会引起植入式设备的故障，但为了以防万一，使用激光需要像使用电刀一样谨慎[1]。需要注意的是因为激光具有促进细胞分裂的作用，所以当难以确定手术部位是否存在癌前病变时，不宜轻易使用激光进行治疗[1]。

切　口

输出功率（W）、照射面积（cm^2）、照射时间（s）的参数设置以及照射条件可参考图书和研究文献，但条件不同，激光的切割功率也会有差异。这些条件包括：激光设备的波长、设备的差异（脉冲宽度；Pulse width）、激光的使用操作、牙龈的厚度和炎症的有无，以及是否为纤维化组织。因此治疗方案需要根据患者的情况来制订。此外，如果切割表面形成的碳化层较厚（图 14-2a），将导致激光切割的深度变浅。这时，应该使用生理盐水浸湿的纱布擦除碳化层（图 14-b、c），之后使表面干燥以便继续进行激光切割[3]（图 14-2d）。再次追加激光照射，使表面结痂（图14-2e），以防术后出现疼痛和不适感。

使用激光进行切开时，黏液囊肿切除术、纤维瘤切除术及系带切除术等往往不需要进行缝合。但是对于需要紧密缝合创伤部的根尖切除术或完全埋伏智齿拔除术等黏膜切开手术，应选择使用手术刀做切口，以便能紧密缝合创口。

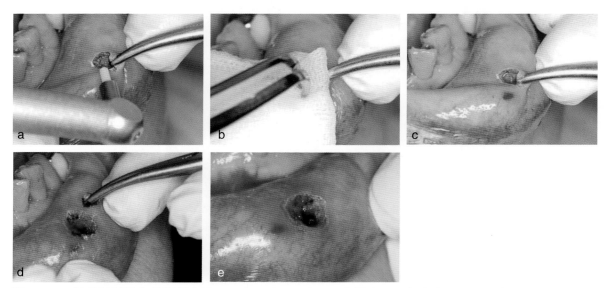

图14-2 提升切割效率的照射方法。a.碳化层。b.使用纱布擦除。c.去除碳化层。d.病变的切除。e.痂皮形成

拔牙窝的止血与促凝

近年来，在拔牙后立即对拔牙窝进行激光照射的临床操作逐渐被接受[1]（图14-3a、b）。这种方法不仅能够对拔牙有止血和促凝的作用，还能够缩短拔牙创愈合时间，同时也能尽可能多地保留牙槽骨（Socket preservation）[4-6]。

对拔牙窝的常见照射方法为直接照射血凝块（图14-3c），也有以保存骨量为目的的骨填充材料照射法和引导骨再生膜表面照射法。在拔牙窝的正常愈合机制中，新生骨的形成是从拔牙窝的中、深层开始的（图14-3d），但在激光照射拔牙窝之后，因为保留了血凝块，拔牙窝将从浅、中层形成新生骨（图14-3e），这样可以防止拔牙窝的凹陷和牙槽嵴的吸收[4-6]。

需要注意的是，如果用HLLT这种高功率激光照射骨面，可能会导致骨坏死[1]。如果照射拔牙窝时气枪保持开启的话，血凝块将会被吹掉从而使激光直接照射在骨面上，这样有可能会诱发骨坏死和皮下气肿，因此在激光照射拔牙窝时，应关闭气枪。

图14-4为服用抗凝药物的患者，拔牙5d后发生术后出血。如果拔牙后出血没有停止的迹象（图14-4a），需要用激光照射拔牙窝以形成碳化层（图14-4b），然后用浸湿纱布以按压止血（图14-4c），并追加激光照射叠加碳化层，再用湿纱布进一步按压；之后不断地反复操作处理，直到出血量逐渐减少。这样可以有效进行止血（图14-4d）。

此外，如果遇到的重症全身性疾病患者，则拔牙操作将会变得困难，且拔牙后愈合缓慢，术后出血与感染的风险非常高。下面将介绍一例糖尿病控制不良患者（HbAlc：10.8%）的拔牙病例。

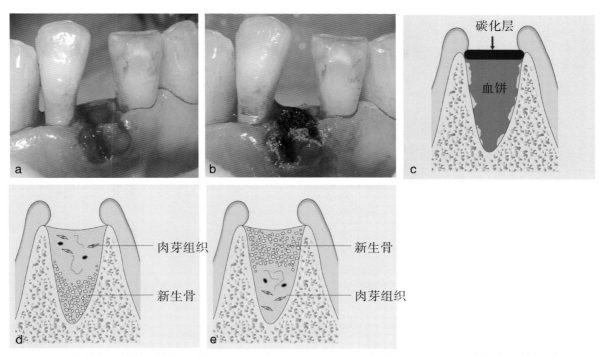

图 14-3 拔牙窝的激光照射。a. 拔牙后。b. 激光照射后表面形成碳化层。c. 保留牙槽骨的模式图。d. 正常的治愈机制。e. 激光照射后的治愈机制

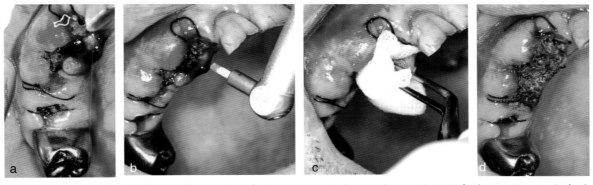

图 14-4 止血困难时的激光照射。a. 拔牙窝的出血。b. 激光的照射。c. 使用纱布进行压迫。d. 激光的追加照射可以减少出血量

患者 1 松动，伴咬合痛导致进食困难，因此实施早期拔牙术（图 14-5a）。对于这种病例，首先使用镊子固定松动牙，同时使用激光对牙周韧带进行照射切断并使不良的肉芽组织蒸发去除（图 14-5b）。这样的操作使得患者在术中几乎没有出血（图 14-5c）。术后一天并无出血或感染症状（图 14-5d）。术后一周创面基本愈合（图 14-5e）。

【激光参数】

HLLT：输出功率 3W，照射时间约 5min；激光的模式为 super pulse mode，其中 on time（激光输出时长）为 0.060s；off time（激光输出暂停时长）为 0.0050s。

照射距离：距离表面约 1mm。

照射目的：固定血凝块，一期愈合治愈拔牙创，保存牙槽嵴。

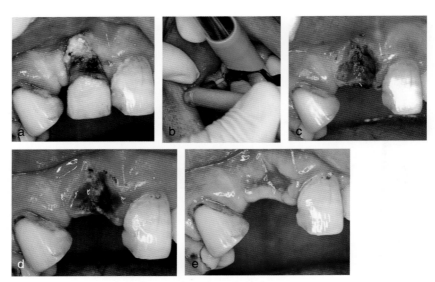

图 14-5　针对重症全身性疾病患者的拔牙术。a. 松动度明显。b. 使用激光切断牙周韧带并去除不良的肉芽组织的同时拔除。c. 拔牙后。d. 术后一天，创面被白苔覆盖。e. 术后一周后，表面上皮化

外伤的止血、促凝

　　根据皮肤或黏膜损伤的情况将外伤分为开放性损伤和闭合性损伤。处理开放性损伤时，应及时清洗、消毒和缝合。但近年来，激光逐渐应用在开放性损伤的治疗中 [7-8]。根据基础研究报告，外伤治疗中激光的应用具有促进伤口愈合和抑制瘢痕形成等效果 [7-8]。

　　对于无实质性缺损且仅缝合即可闭合创面的病例，创伤部将会遵循一期愈合的机制逐渐愈合且不会形成瘢痕 [7-8]。但如果损伤部位存在实质性缺损，单独的缝合不能闭合伤口时，创伤部位将会按照二期愈合的机制愈合并在创伤部形成瘢痕 [7-8]。

　　当存在实质性缺损时，一般情况下会先进行清创，用手术刀修整边缘后使用尼龙线缝合，若可能形成无效腔时需要引流。这种外科治疗对于民营口腔门诊的医生来说相对难以操作，但如果使用激光，即使在非口腔外科专科医疗机构也可以快速轻松地进行处理（图14-6）。

　　图 14-7 为被竹枝所刺伤的外科病例，患者受伤后 2h 后赴院就诊，观察到从口唇到牙龈的贯穿性伤口，唇红缘部分有实质性缺陷。此外，因为受伤时间较长，推测存在感染。又因使用激光照射治疗会导致尼龙线的烧灼，因此应使用丝线将伤口拉近（图 14-7b）。以一期愈合为目的，用激光照射伤口部的血凝块以形成碳化层（图 14-7c）。术后第一天，患者唯一的自觉症状为进餐时的接触痛（图 14-7d）。通过以周为单位的持续消毒和 LLLT 照射，术后 1~2 周内血凝块和碳化层被痂皮替代，在术后 3 周内痂皮会自发脱落。手术 1 个月后未观察到感觉缺失或活动不便（图 14-7e），手术后 6 个月几乎没有观察到纵向瘢痕（图 14-7f）。

　　【激光参数】

　　HLLT：输出功率 3W，照射时间约 5min；激光的模式为 super pulse mode，其中 on time（激光输出时长）为 0.060s；off time（激光输出暂停时长）为 0.0050s。

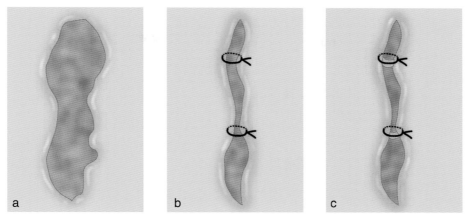

图 14-6　对存在实质性缺损的组织进行激光照射。a. 扭曲的伤口表面。b. 缝合以拉近伤口。c. 伤口两端间的激光照射

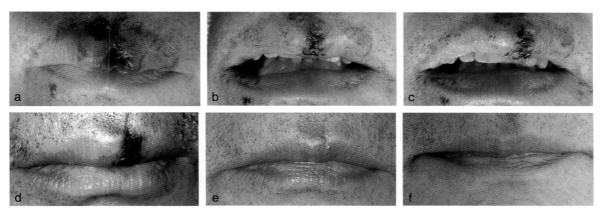

图 14-7　对上唇外伤进行激光照射治疗。a. 伤口从唇部表面穿透到牙龈。b. 由于实质性缺损，缝合时应拉近创伤部。c. 激光照射后。d. 术后 1d，表面结痂。e. 手术后 1 个月，唇红缘形态得以保留。f. 手术后 6 个月，几乎看不到瘢痕

　　照射距离：距表面 2~3mm。

　　照射目的：一期愈合治愈外伤，形成痂皮，隔绝外部刺激。

　　追加照射（LLLT）：输出功率 3W，照射时间约 3min；激光的模式为 BP mode（Belmont 脉冲模式）：这种模式将在保持能量不变的情况下以缩短脉宽提高输出时的功率。

　　照射距离：距照射野 2~3mm。

　　照射目的：促进愈合，抑制瘢痕组织形成。

黏液囊肿切除术

　　图 14-8 为由于下唇黏液囊肿引起的反复肿胀和自体损伤的病例。在摘除黏液囊肿时（图 14-8a）：首先翻转口唇，用镊子或蚊式钳小心夹住囊肿边缘，此时注意不要破坏囊肿壁（图 14-8b）；然后从囊肿底部照射切除（图 14-8c）。术后，伤口覆盖有蛋白质变性层和碳化层（图 14-8d）；此时将病灶囊肿整块去除（图 14-8e）。术后 1d 有白苔覆盖（图 14-8f），没有疼痛和红肿等症状。术后两周伤口基本愈合（图 14-8g），截至发稿日未曾复发。

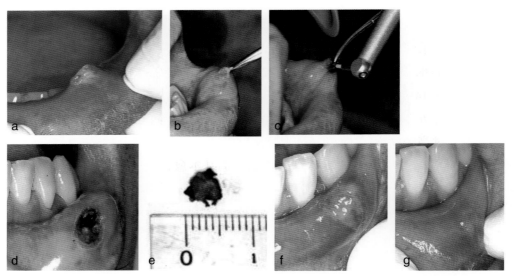

图14-8 黏液囊肿切除术。a. 在下唇部存在黏液囊肿。b. 用蚊式钳子夹起囊肿边缘。c. 从底部进行激光照射。d. 手术后状态。e. 摘除物。f. 术后1d，创面覆盖白苔。g. 术后2周，几乎痊愈

【激光参数】

HLLT：输出功率3W，照射时间约30s；激光的模式为super pulse mode，其中on time（激光输出时长）为0.060s；off time（激光输出暂停时长）为0.0050s。

照射距离：距表面约1mm。

纤维瘤切除

在切除纤维瘤（图14-9a）等肿瘤样病变组织时，用镊子或蚊式钳夹住尖端，并用激光从底部切除病变[3]。通过使用激光烧灼创面，可以形成痂皮以阻挡来自外界的刺激[1-3]（图14-9b）。使用激光切除的病变组织（图14-9c）也可以进行组织病理学检查（图14-9d）。

【激光参数】

HLLT：输出功率3W，照射时间约30s；激光的模式为super pulse mode，其中on time（激光输出时长）为0.060s；off time（激光输出暂停时长）为0.0050s。

照射距离：距表面约1mm。

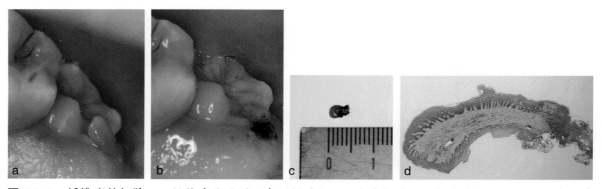

图14-9 纤维瘤的切除。a. 纤维瘤见于8┘远中腭侧牙龈。b. 激光切除。c. 切除的组织。d. 组织病理学标本（HE染色，20倍）

唇系带切除术

用激光进行唇系带切除术的过程如图 14-10 所示。从系带附着处沿系带向上第一次切开（图 14-10b），这时因为当嘴唇向上抬时使系带紧绷。因此会相对容易操作。一次切开后的伤口呈垂直状（图 14-10c）。之后作为二次切口对口唇侧追加激光照射，使唇侧多余的结缔组织蒸发，这时候伤口会变为横向（图 14-10d），这样操作会降低术后复发率[1-3]。

唇系带附着过高的病例（图 14-10e）使用激光进行了切除（图 14-10f），术后 1d 并无疼痛等不适症状，产生白苔（图 14-10g），术后 1 周基本愈合（图 14-10h）。从该病例来看，术后愈合速度快也是激光治疗的优点之一，且术后复发率较低[1-3]（图 14-11）。

【激光参数】

HLLT：输出功率 3W，照射时间约 3min；激光的模式为 super pulse mode，其中 on time（激光输出时长）为 0.060s；off time（激光输出暂停时长）为 0.005 0s。

照射距离：距表面约 1mm。

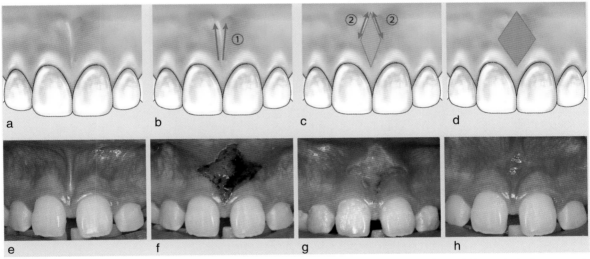

图 14-10　唇系带切除术。a. 模式图。b. 一次切开。c. 一次切开的后创面与二次切开的位置。d. 二次切开后的创面。e. 唇系带附着过高。f. 使用激光对唇系带进行切除。g. 术后 1d，白苔覆盖。h. 术后 1 周，基本愈合

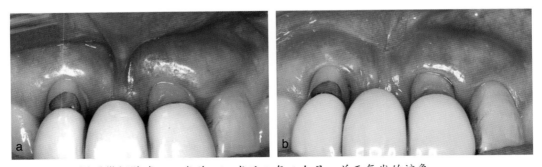

图 14-11　唇系带切除术。a. 术前。b. 术后 2 年 6 个月，并无复发的迹象

术后管理

应叮嘱患者激光治疗后不能用力擦拭创面，也不能够用力漱口。一旦创面收到过强的外力，白苔将会剥落露出创面，可能会导致术后疼痛和感染。在白苔转变为正常组织的 1~2 周内，清洁口腔时应尽量保持轻柔[1]。

作为唇系带以及颊系带切除术的术后管理，使患者在术后 1 周内坚持训练颊部、口唇部的充气膨胀，以防止复发[1]。

研究发现：LLLT 能够减轻患者的术后疼痛和肿胀。除了术后消毒和清洁之外，使用 LLLT 照射伤口周围区域和出现疼痛的区域可以起到抗炎的效果。

文　献

[1] 青木章、和泉雄一. 歯科用レーザー 120％活用術. [S.l.]: デンタルダイヤモンド社，2012.

[2] Lomke MA. Clinical applications of dental lasers. Gen Dent, 2009, 57(1): 47–59.

[3] Parker S. Lasers and soft tissue: 'loose' soft tissue surgery. Br Dent J, 2007, 202(4): 185–191.

[4] Fukuoka H, et al. Influence of carbon dioxide laser irradiation on the healing process of extraction sockets. Acta Odontol Scand, 2011, 69(1): 33–40.

[5] 福岡宏士ほか. CO_2 レーザー照射によるラット抜歯創治癒過程における筋線維芽細胞および TGF–β1 の動態. 日レ歯誌，2011, 22:93–99.

[6] 大郷友規ほか. ラット抜歯窩への炭酸ガスレーザー照射による創傷治癒過程における組織学的解析. 日レ歯誌，2014, 25:75–81.

[7] de Freitas AC, et al. Assessment of the behavior of myofibroblasts on scalpel and CO_2 laser wounds: an immunohistochemical study in rats. J Clin Laser Med Surg, 2002, 20(4):221–225.

[8] Jin JY, et al. A comparative study of wound healing following incision with a scalpel, diode laser or Er,Cr:YSGG laser in guinea pig oral mucosa:A histological and immunohistochemical analysis. Acta Odontol Scand, 2010, 68(4):232–238.